朱丹溪医案评析

孙曼之 著

中国中医药出版社

·北 京·

图书在版编目（CIP）数据

朱丹溪医案评析/孙曼之著 . —北京：中国中医药出版社，2011.1
ISBN 978 - 7 - 5132 - 0178 - 0

Ⅰ.①朱…　Ⅱ.①孙…　Ⅲ.①医案 - 汇编 - 中国　Ⅳ.①R249.1

中国版本图书馆 CIP 数据核字（2010）第 209466 号

中 国 中 医 药 出 版 社 出 版
北京市朝阳区北三环东路 28 号易亨大厦 16 层
邮政编码　100013
传真　010 64405750
三河西华印务有限公司印刷
各地新华书店经销
＊
开本 787 × 1092　1/16　印张 8.25　字数 132 千字
2011 年 1 月第 1 版　2011 年 1 月第 1 次印刷
书　号　ISBN 978 - 7 - 5132 - 0178 - 0
＊
定价　18.00 元
网址　www.cptcm.com

出版说明

在祖国悠久灿烂的科学史上，博大精深的中医药学无疑是一颗耀眼的明珠。一把草药，一根银针，一杯药茶，就可能起沉疴、治急症。有人说："真正的中医在民间"，不仅仅因为我国最广大的百姓信任中医，而且由于民间活跃着一批中医的有生力量。他们勤临床、重实效，以一个个生动的有效案例，不断地为中医呐喊和代言。

2010年，我社的《民间中医拾珍丛书》自出版以来，以其真实记录临床案例、详细介绍个人用药、处方经验，而得到广大中医临床医生的喜爱。整套丛书相继在本年内重印的事实说明，民间中医的经验广受欢迎，值得重视，我们会继续努力发掘。

值得注意的是，民间中医除了注重疗效外，还有人在努力探索中医教学新途径。他们淡泊名利，以身作则，在秉承中医最传统的师承教育方式的同时，自发地探索提高临床疗效的教学方法——跟临床、练思路、读医案，帮助学员领悟中医的思维方式，从而更好地、灵活地解决临床实际问题，提高中医诊治疾病的水平。基于此，我们策划了这套《孙曼之中医师承教育丛书》，包括《朱丹溪医案评析》、《叶天士医案评析》、《谢映庐医案评析》、《薛立斋＜内科摘要＞评析》等，旨在羽翼中医高等课堂教育，为培养更多"会看病"的临床医生而提供一套优质的参考书籍。

中国中医药出版社

2011.1

前　　言

孙曼之先生是我的父亲，也是我的良师。

他自幼身体残疾，只上过一个学期的小学一年级，文化知识都是自学的。20世纪60年代末，家父开始学习中医，不久就开始了临床实践，直至今天。

从医伊始，他就深刻体会到，中医是一门"入门容易入行难"的学科。中医理论与临床实践还是有一定距离的。要想做一个精于临床工作的中医师，不仅要具有系统的中医理论知识，还要努力掌握临床实践技能。而这一方面的精髓，多数存在于前人医案之中。古人去矣，但是他们的临床操作方法、技巧，却可以在他们的医案中找到。学习古代著名医家的医案，是提高临床疗效的重要途径。

为了学习医案，多年来，家父留心购买、借阅各种中医医案。凡是能够找到的医案类书籍，他都用心学习。一方面，对一些著名医家的医案，做了分类卡片，以便从中归纳分析，找出诊断方法与用药规律。另一方面，家父多年来研读医案，又促进了对于中医经典著作、中医方法论的深入理解，从而对于近现代中医衰落以及中医教育的得失，有了比较清醒的认识。

近几年来，面对中医界后继乏人、临床技能普遍下降的局面，面对有识之士关于中医即将消亡的言论，家父反复思考：怎样才能够把中医的临床实践技能传承下去呢？

他在一篇文章中曾经这样说过：

"中医要传承下去，就必须走大规模课堂教学的道路。这是时代的需要，舍此别无他途。否则，面对汹涌澎湃的市场化浪潮的冲击，在传统上几十年才能够成名的传授方式下，跟师学习的年轻人就会越来越少，中医就无法在现代社会里生存发展，这是显然可见的事实。我们必须从现代化大规模的教学方式入手，研究中医课堂教学的具体方法，找到一种能够大幅缩短中医成才周期的方法。这是关系到中医在本世纪能否生存发展的生死攸关的大问题。如果这种教学方式能够成功并且发展下去，中医就不但不会衰落，而且还有可能真正地走向全世界；如果目前这种状况继续下去，最多再延续半个世纪，中医必然消亡！那么，在必须坚持现代化课堂教学这样一个前提下，究竟能不能针对中医辨证论治的模糊性、个体化以及思维方式的跳跃性特点进行课堂教学呢？我认为，这一点是完全可以办到的，关键在于整个中医教育要突出临床，贴近临床，要以医案为重心进行教改。"（《中医衰落的根本原因及其对策——就中医教育改革问题向国务院有关部门建言》）

为了用事实来证明，中医完全可以在数年之内，通过医案教学达到熟练掌握临床技能的目的，也为了给国家中医教育改革探索一条可行的道路，家父在天下中医网发出了"关于开设中医师承教育临床技能提高班"的免费招生通知。本套丛书就是根据这个培训班的授课教材和讲稿整理而成的。我在学习与临证之余，跟随父亲，做了大量的授课组织和教材整理工作。

在培训活动中，我们要求学员树立正确的学习态度，全面地认识中医发展史。在学习步骤上，首先要学习《伤寒论》的辨证体系，其次了解中医发展史上主要医学家对于中医基础理论和各科病症诊治的发挥和发展，总结临床辨证的基本规律，进而在跟师实践中熟悉这些规律，藉以缩短从抽象理论到临床实践的差距。通过这样的一个学习过程，目的是交给学员们一套正确的读书与实践方法，使他们在今后的临床实践中，能逐渐熟练地运用四诊方法，争取在3~5年内熟练掌握辨证论治的方法，成为一名合格的中医师。

提高班的学习分为三个方面。第一是跟师临床实践，具体做法是：学员进行四诊，记录医案，然后经过老师审查病案，开出处方，学员抄录。再经过一段时间学习后，由学员直接开出治疗方案，由老师提出指导意见。第二，每日进行"临床思路练习"。根据随机抽取的往年门诊病案，略去其中的处方部分，打印成册，请大家各自提出病机分析，不要求给出方剂，重在临床辨证思路的练习。每天练习3~5案。第三，每晚的授课。目前安排的课程有：中医基础理论研究、五运六气研究、《伤寒论》研究、《金匮要略》研究、《脾胃论》讲解、《寓意草》讲解、《谢映庐医案》讲解。第四，与此同时，安排了阅读教材：《朱丹溪医案评析》、《叶天士医案评析》、《薛立斋〈内科摘要〉评析》、《时病论》、《温病条辨》、《实用诊脉法》等。由于时间关系，这些教材不进行讲解，只要求学员阅读。对于学习中遇到的疑难问题，老师会集中时间进行解答。

为了更好地传承中医实践技能，也为了减轻学员的经济负担，我们的培训活动免除学费与资料费。在本丛书出版之前，这些资料都是我打印出来，发给学员作为教材使用。这些教材陆续出版以后，我们将免费赠送给参加学习的所有学员。

现在，这套丛书就要付梓面世了，我真诚地希望，该丛书能够为更多的中医学子助一臂之力，帮助他们早日实现人生理想，也希望那些曾经在一起学习过的同学们互相勉励、共同进步，为中医事业的发扬光大而不懈努力！

孙乃雄

2011. 1

目　录

1. "族叔祖年七十"案

族叔祖年七十,禀甚壮,形甚瘦。夏末患泄利至深秋,百方不应。予视之,曰:病虽久而神不悴,小便涩少而不赤,两手脉俱涩而颇弦。自言膈微闷,食亦减。因悟曰:此必多年沉积,僻在胃肠。询其平生喜食何物,曰:我喜食鲤鱼,三年无一日缺。予曰:积痰在肺,肺为大肠之脏,宜大肠之本不固也,当与澄其源而流自清。以茱萸、陈皮、青葱、蔍苜根、生姜煎浓汤,和以砂糖,饮一碗许,自以指探喉中。至半时辰,吐痰半升许,如胶,是夜减半。次早又饮,又吐半升而利止。又与平胃散加白术、黄连,旬日而安。(《格致余论·治病必求其本论》)

按:此案以虽然久泻而精神不衰减,并且胸膈满闷,因而判断为肺胃痰积。脉弦为痰饮,涩为久病气血郁滞之象。盖痰饮为水谷饮食所化生,虽然属于病邪,然而亦能养人,所以说"病久而神不悴",此为痰饮病的特点之一。用吐法者,吐法有宣泄痰饮之功,并且可以升提气机以止泻,即《金匮钩玄》所云:"痰在肠胃间者,可下而愈。痰在经络中者,非吐不可出。吐法中就有发散之义也。"涩脉为瘀血,亦为痰气阻闭之久病脉象,此乃丹溪心法之一。

本方以吴茱萸温中散寒,陈皮和胃理气,青葱通阳活血,生姜散寒化饮,砂糖消积。又,蔍苜根,不详。又作"芦荟根",或是。

2. "东阳王仲延"案

东阳王仲延遇诸途,来告曰:我每日食物必屈曲自膈而下,且硬涩作微痛,它无所苦,此何病?脉之,右甚涩而关尤沉,左却和。予曰:污血在胃脘之口,气因郁而为痰,此必食物所致,明以告我。彼亦不自觉。予又曰:汝去腊食何物为多?曰:我每日必早饮点剁酒两三盏逼寒气。为制一方,用韭汁半银盏,冷饮细呷之,尽韭叶半斤而病安。已而果然。(《格致余论·治病必求其本论》)

按：古人认为，经常饮用温热的烧酒是患噎嗝的重要病因。本案吞咽之际胸膈之间硬涩作痛，当为胃脘痰阻血瘀，脉涩而右关尤沉可证之。然而诊断仍由问诊而得。脉与问诊相符，然后诊断方可无疑，非仅以脉为凭焉。韭性温通化瘀，《本草衍义补遗》曰："研汁冷饮，可下膈中瘀血。"《丹溪心法》："经血逆行，或血腥，或吐血，或唾血，用韭汁服之。""冷饮细呷之"，即小口频频饮之，以使药力徐徐相续于局部病所。冷饮者，韭汁性辛味温，冷服以反佐之，不使格拒上逆也。

3. "又一邻人"案

又一邻人，年三十余，性狡而躁，素患下疳疮，或作或止。夏初患自利，膈上微闷。医与治中汤，昏闷若死，片时而苏。予脉之，两手皆涩，重取略弦似数。予曰：此下疳疮之深重者。与当归龙荟丸去麝，四帖而利减。又与小柴胡汤去半夏，加黄连、芍药、川芎、生姜，煎五六帖而安。彼三人者，俱是涩脉，或弦或不弦，而治法迥别。（《格致余论·治病必求其本论》）

按："不求其本，何以议药！"标本在不同的体质、病机情况下，具有不同的意义。就本案而言，这个本就是"性狡而躁"。盖性格狡黠急躁者，为肝气素强、胆火内伏之体质。素患下疳疮者，肝经久伏火毒。前医因其下利，误认为脾虚内寒，与治中汤，即理中汤加陈皮，随即昏闷欲死，可知肝经伏火无疑。故径予当归龙荟丸清热解毒，其利即减。续予小柴胡汤去半夏之辛燥，加黄连清肝火，芍药敛阴和肝，川芎疏肝理气。此案之脉涩由热邪痼结、久病络塞所致，即下文所谓"形气但有热证，当作痼热可也"。

本案示以性情作为诊断治疗依据例，说明了性情在辨证论治中的重要性，值得我们玩味。

4. "东阳吴子方年五十"案

东阳吴子方年五十，形肥味厚，且多忧怒，脉常沉涩。自春来得痰气病，医认为虚寒，率与燥热香窜之剂。至四月间，两足弱，气上冲，饮食减，招我治之。予曰：此热郁而脾虚，痿厥之证作矣。形肥而脉沉，未是死证。但药邪太盛，当此火旺，实难求生。且与竹沥下白术膏，尽二斤，气降食进，一月后大汗而死。书此以为诸贤覆辙戒云。（《格致余论·涩脉论》）

按：形肥则气盛于外而虚于内，平素食厚味则痰饮生，忧郁则气郁化火。本案原为痰火气郁兼脾弱中虚之质，误予辛燥药物则痰火愈盛而脾气阴血大虚。足弱者，脾主四肢而阳明主润宗筋，且宗筋主束骨，脾虚而阳明湿热则足痿不用也；食减、气上冲者，痰热中阻，胃气不得宣降也。方以竹沥清热豁痰，润燥降逆。白术熬膏，取其滋补脾气而不燥。药仅二味者，病情既然深重，药亦必简练专注也。

《伤寒论·平脉篇》："肥人责脉浮"，故丹溪谓"形肥而脉沉，未是死证"。但本案有误进燥热药物史，故丹溪又曰："但药邪太盛，当此火旺（之季节），实难求生"，可知药毒甚于六淫为患甚远矣。

辛热温阳药物本有逐寒回阳之功，然而若阳热内郁或风邪束闭者误服之，常见偾事者。笔者曾接诊一男性患者，年近五旬，叙其病史云：十九岁时外感发热，多日不退。求诊于当地一中医，医谓阳虚，予人参姜附数剂，病情骤重，后经住院后热退。此后经常头痛、身痛、腰痛，精神萎靡，失眠多梦，口苦咽干，尿频尿赤，阳痿早泄，种种痛苦，不一而足。虽经多方治疗，效果不著。为疗病痛，其人自学中医多年，读书颇丰，常为他人开方治病，而自身病痛仍不能获效。笔者予疏风泄热、滋阴养肝法后，念该患者路途遥远，来去耗费不赀，遂为详述病机治法，命其自为加减调整。后告知病症显减而逾时复发，常年不离药锅。虽证情渐减，然至今仍未能除根。笔者居处附近又有一男性患者，六十余岁，主诉：二十岁时因伤风小恙求治一老中医，彼谓肾虚，猛进温补大剂。遂致百病丛生，渐至神志狂躁失常，由精神病医院接治，住院逾年始愈。此后经常精神恍惚，身如蚁行，或如风邪，自内向外走窜不息，无有定处。自觉风邪攻窜之处刺痛不已，为余示之，视之确有红色小疹，搔之流清水少许，数日自愈。服疏风泄热、凉血之剂则小愈，如此反复发作，仍无彻底痊愈之望。笔者自临证以来，接诊此类患者甚多，此二例乃印象极深者。可见丹溪"实难求生"云，洵非虚语也。

5. "东阳张进士次子二岁"案

东阳张进士次子二岁，满头有疮，一日疮忽自平，遂患痰喘。予视之曰：此胎毒也，慎勿与解利药。众皆愕然。予又曰：乃母孕时所喜何物？张曰：辛辣热物，是其所喜。因口授一方，用人参、连翘、芎、连、生甘草、陈皮、芍药、木通，浓煎沸汤，入竹沥与之，数日而安。或曰：何以知之？曰：见其精神昏倦，病受得深，决无外感，非胎毒而何？

予之次女，形瘦性急，体本有热。怀孕三月，适当夏暑，口渴思水，时发小热。遂教以四物汤加黄芩、陈皮、生甘草、木通。因懒于煎煮，数贴而止。其后此子二岁，疮痍遍身。忽一日其疮顿愈，数日遂成痎疟。予曰：此胎毒也。疮若再作，病必自安。已而果然。（《格致余论·慈幼论》）

按：依据常理，若疮发则病邪可以消散，反之，疮忽自平乃火邪内陷，脏腑必受其毒。本案初期必深伏之胎毒内发，故满头疮痍，旋因正气不足而内陷，故神昏痰喘，病极深重，非寻常外感者比也。投之辛凉剂数日而安者，必疮复出而后乃愈也。谢映庐《得心集》收有数案，均疮忽自陷者，皆以辛凉清热佐辛温宣透之法，俾疮复发于肌表而收功，乃深谙丹溪者也。今录其中一案，可与本案互相发明。

"许静常乃郎，素禀阳脏，形骸骨立。暑月焦哭不安，渐至烦渴，因而吐泻。医不察其吐泻由烦渴而来，并不察其烦渴由阳脏所生，误以藿、砂燥胃，参、术补脾，乃至手足搐搦，角弓反张。余视其头毛作穗，独左脑侧隐隐觉高。知为火毒内攻、热盛生风之候。所喜危迫之际，其肿色隐隐尚红，许以可治。时有同道在旁，私议余之张大其词也。疏方以石斛为君，合麦冬、知母、桑叶、枇杷叶、丹皮、薄荷、荆芥之药。服下而风痉大缓，吐泻顿止。随加生黄芪、金银花。再剂，其左脑侧果然高肿耸突，神识清爽，乳食寤寐如常。尚有微热微渴，更以清胃疏风、排脓托毒之药，服至十余日外，脓出而安。五弟启明问曰：烦渴吐泻之病，本属夏月霍乱之症。详考幼科诸书，并无此等治法。其中原委，请明示之。答曰：此症盖察其阳脏为患，而阳脏多火，与焦哭之症相合，渐至烦渴吐泻。较之阴脏猝然吐泻者，大不侔也。经云：'暴病非阳，久病非阴'是已。且小儿风火内伏之症，吾尝悟出治法，成效可纪。盖仿仲景热邪下陷、嘉言逆流挽舟之法而变通也。须知一病当前，纵然变态千般，必有所以致病之情。既得其情，病斯起矣。试观小儿夏月之病虽多，然有疖疮者少病，无疖疮者多病，况疖疮出则吉、不出则凶乎？夫书不尽言，言不尽意，唯在后人神而明之。"（《谢映庐医案·卷六·霍乱门》）

又按："须知一病当前，纵然变态千般，必有所以致病之情。既得其情，病斯起矣。"此话说得极好，治病之道，无非是"得其情"而已，而得其情之法，就是古人所说的辨证施治，学得辨证之技能，必然就会成为临床高手，岂有它哉！

6. "又一男子年十六七岁"案

又一男子，年十六七岁，发热而昏，目无视，耳无闻，两手脉皆豁大而略数，知其为劳伤矣。时里中多发豆者，虽不知人，与药则饮，与粥则食，遂教参、芪、当归、白术、陈皮大料浓煎与之，饮至三十余贴，豆始出，又二十余贴，则成脓泡，身无全肤。或曰：病势可畏，何不用陈氏全方治之？余曰：此但虚耳，无寒也。只守前方，又数十贴而安。后询其病因，谓先四五日恐有出豆之病，遂极力樵采，连日出汗甚多。若用陈氏全方，宁无后悔？至正甲申春，阳气早动。正月间，邑间豆疮不越一家，卒投陈氏方，童幼死者百余人。虽由天数，吾恐人事亦或未之尽也。（《格致余论·豆疮陈氏方论》）

按："目无视，耳无闻"，病情危殆矣，颇似脱证。而"与药则饮，与粥则食"，则非脱证，实乃气虚热盛而神识昏昧也。"两手脉皆豁大而略数"者，《金匮要略》云："脉大为劳"，大为气虚之象。实证热盛脉当数，而此仅"略数"，可知此为虚证，虚热无疑，故以人参、黄芪、当归、白术、陈皮峻补气血，里托其毒，使其外出而安。陈氏方指由陈师文等人编撰的《太平惠民和剂局方》治疗豆证的诸方剂，豆证即天花。由于其方率多辛燥，曾遭到丹溪《局方发挥》的大力批评。

又按：脉大宜用柔药，脉小、弦、细、紧、微则宜用刚药，盖前者为营血亏损，而后者为阳虚寒饮也，此为辨证施治的一条重要原则。黄芪补气升阳而有柔润之性，伍以当归柔润养血，古称补血汤，实即补气升阳中兼柔润营血之意。凡脉涣散虚大虚洪者，皆气虚营血失守，阳气涣散不摄，俱宜柔润养血，甘温益气。若误投辛燥，势必营血愈益耗散不收也。关于用药的刚柔之辨，是研读丹溪医案的重点内容之一，后面还要结合案例继续分析。

7. "东阳傅文"、"朱宅阃内"、 "邻鲍六"三案

东阳傅文，年逾六十，性急作劳。患两腿痛甚，动则甚痛。予视之曰：此兼虚证，当补血温血，病当自安。遂与四物汤加桃仁、陈皮、牛膝、生甘草，煎入生姜，研潜行散，热饮。三四十贴而安。

又，朱宅阃内，年近三十，食味甚厚，性躁急，患痛风挛缩数月，医祷不应。予视之，曰：此挟痰与气证，当和血疏气导痰，病自安。遂以潜行散入生甘草、牛膝、炒枳壳、通草、陈皮、桃仁、姜汁煎服，半年而安。

又，邻鲍六，年二十余，因患血痢，用涩药取效。后患痛风，叫号撼邻。予视之曰：此恶血入经络证，血受湿热，久必凝浊。所下未尽，留滞隧道，所以作痛。经久不治，恐成偏枯。遂与四物汤加桃仁、红花、牛膝、黄芩、陈皮、生甘草，煎入生姜，研潜行散，入少酒饮之，数十贴。又与刺委中，出黑血近三合而安。（《格致余论·痛风论》）

按：多劳且年近花甲则阴血虚衰，性急则厥阴伏火。肝主筋，又主藏血，下肢为至阴之地，湿阻热郁于其所，即发为两腿疼痛也。其治以四物汤补血和血；桃仁、牛膝通络下行；潜行散即黄柏一味，清热燥湿凉血；佐生甘草凉血缓急止痛，生姜温散。寒药热服即"寒因热用"之法，以助宣痛之力。

以下次案，"朱宅阃内"同为性躁急，肝经伏火，而食味甚厚则与上案异。厚味则化生痰饮，久病则湿阻气滞化热而凝于筋络。故以潜行散清热燥湿，枳

壳、陈皮行气开胃，通草通络，桃仁、牛膝活血，生甘草凉血止痛，姜汁燥湿温通。

又次案，"鲍六"血痢为涩药所遏，湿热逼入血分，湿浊热邪阻滞于隧道，脉络湮塞作痛。瘀血疼痛较之于气分疾患疼痛尤为剧烈，故"叫号撼邻"，此亦诊断之又一依据。故以四物汤补血和血，加桃仁、红花、牛膝通络化瘀，黄芩清肝胆湿热以治痢，潜行散凉血燥湿，陈皮和中开胃，生甘草凉血止痛，佐酒以宣通。此证虽值年壮，似不宜用补药，而大肠为热邪所销烁，化为脓血，阴血久伤，故仍与四物汤补血养阴。

古人云："治病之难，难于识病也"（《古今医案按》俞震按语），又云："治病以识症为第一"（余听鸿《诊余集》）。"识病"即现在所说的诊断方法。在丹溪医案中具有相当丰富的诊断内容，值得我们仔细揣摩学习。

由以上各案可以看出，丹溪诊断的主要特点是：首重病史，包括居处、饮食等生活史，其次才是当下的形气色泽以及脉象等用以判断疾病性质的基本资料，此即丹溪所说的"治病必求其本，虽药中其病，苟不察其得病之因，亦不能愈也"（见本书第150案）。为什么呢？因为病史是导致病症形成的原因，因此决定诊断结论形成的决定性因素是病史。另一方面，我们还应该知道，决定治疗方法的决定性因素是体质，而这个体质，并不是现代医学所说的"体质"含义。在中医传统上，"体质"是由年龄、形体（主要是高低、胖瘦、体态）、色泽、脉象舌象、生活条件、日常习惯、饮食嗜好等推断出来的身体属性特征的概括。辨证的原则是首重病史，论治的原则是首重体质，这两个因素的结合就是辨证论治的方法。《素问·经脉别论》曰："诊病之道，观人勇怯、骨肉、皮肤，能知其情，以为诊法也。"《素问·五脏别论》又曰："凡治病必察其下，适其脉，观其志意，与其病也。"所以叶天士云："明理——欲治病先理体质之宜忌。"（《叶天士医案大全》）为什么要先体质、后疾病呢？叶氏又云："凡论病，先论体质、形色、脉象，以病乃外加于身也"（同上）。这样，现代人所说的"中医学说的本质是体质学说"，也就得到了很清楚地说明。

"又一邻人"案，以性格狡躁而用极苦寒的当归龙荟丸；"又一男子十六七岁"案以两手脉豁大，且目无视、耳无闻，而用人参、黄芪峻补气血；本篇"东阳傅文"案以年逾六十、性急作劳而用补血清热相兼之法；"朱宅阃内"案以年壮、味厚、性急而用和血疏气、导痰清热法；"鲍六"案以年二十余而用活血清热兼放血之法，都是从这个原则出发而诊治的。近代中医受西医方法论的影响，体质学说已经在不知不觉中转化为以病邪论治为中心的"病邪学说"，这样便从根本上背离了中医学的方法论，造成了疗效普遍下降的局面。这是我们应该注意到并应该注意避免的情况。

8. "宪佥詹公"案

前岁，宪佥詹公禀甚壮，形甚强，色甚苍，年近六十。二月得痎疟，召我视之。知其饫于酿肥者，告之曰：须远色食淡，调理浃月，得大汗乃安。公不悦。一人从旁曰：此易耳，数日可安。与劫药三五贴，病退。旬日后又作，又与又退。绵延至冬，病犹未除，又来求治。予知其久得药，痰亦少，唯胃气未完，又天寒汗未透。遂以白术粥和丸，与二斤，令其遇饥时且未食，取一二百丸，以热汤下。只与白粥调养，尽此药，当大汗而安。已而果然。如此者甚多，但药略有加减，不必尽述。（《格致余论·痎疟论》）

按： 疟证乃由风邪内伏于表里之分际，所以应当以汗出为其出路，方有可愈之机。本案未得汗者，由于饮食厚味，饫于酿肥，以至于痰浊内聚，气机失达。故丹溪告之以"须远色食淡"，然后用药物"调理浃月"，待痰浊消减，才能"得大汗乃安"。初诊时未治，二诊因前医屡投辛烈劫剂，胃气已大伤，故予白术一味为丸。一味者，取其力专效宏也。"白术粥和丸，与二斤"者，指以白术一味研粉，然后与米粥作为赋形剂制水丸，即"和丸"。待胃气复原而后汗出，则风邪自然解散。"令其遇饥时且未食"，即等到饥饿时且不进食，忍耐饥饿一段时间后再服药，是有意留出胃气以消化痰浊。然而制丸二斤，每服一二百丸，古人制丸常称"如梧桐子大"，则每次剂量约在一两许，较今之水丸一般只服3～6克，远大为甚矣。

9. "永康吕亲"案

永康吕亲，形瘦色黑，平生喜酒，多饮不困。年近半百，且有别馆。忽一日，大恶寒发战，且自言渴，却不饮。予诊其脉大而弱，唯右关稍实略数，重取则涩。遂作酒热内郁，不得外泄，由里热而表虚也。黄芪一物，以干葛汤煎与之。尽黄芪二两，干葛一两，大得汗，次早安矣。

按： 形瘦色黑者，气阴俱不足之体也。嗜酒则湿热内蕴也。年近半百且有别馆者，下元久惫也。偶感风寒，口渴不饮，而脉右关实数，重取则涩者，湿热内郁，蒙蔽气机，不能外泄也。恶寒发热而左手脉大而弱者，左手脉主表，卫阳随下元空虚而内陷。左脉大为邪在表，而弱为卫气虚也。故以大剂黄芪升阳益气而达表，干葛解酒毒以宣散湿热，于是表实热散，得大汗出而安。

形瘦色黑是体质，嗜酒、年近半百而有别馆，这些都是病史。体质与病史的结合再加上脉象所得，是诊断本案病机的主要依据，这就是辨证论治的过程。

10. "叶先生患滞下"案

叶先生名仪，尝与丹溪俱从白云许先生学，其记病云：岁癸酉秋八月，予病滞下，痛作绝不食饮，既而困惫不能起床，乃以袵席及荐，阙其中而听其自下焉。时朱彦修氏客城中，以友生之好，日过视予，饮予药，但日服而病日增，朋游哗然议之，彦修弗顾也。浃旬病益甚，痰室咽如絮，呻吟亘昼夜。私自虞，与二子诀，二子哭，道路相传谓予死矣。彦修闻之曰：吁，此必传者之妄也。翌日天甫明，来视予脉，煮小承气汤饮予，药下咽，觉所苦者自上下，凡一再行，意冷然，越日遂进粥，渐愈。朋游因问彦修治法，答曰：前诊气口脉虚，形虽实而面黄稍白，此由平素与人接言多，多言者中气虚。又其人务竟已事，恒失之饿而伤于饱。伤于饱，其流为积，积之久，为此证。夫滞下之病，谓宜去其旧而新是图，而我顾投以参、术、陈皮、芍药等补剂十余帖，安得不日以剧？然非浃旬之补，岂能当此两帖承气哉！故先补完胃气之伤，而后去其积，则一旦霍然矣，众乃敛袵而服。（《古今医案按·卷三·痢》）

按： "友生"，指朋友。《诗经·小雅·常棣》："虽有兄弟，不如友生。"袵，床席；荐，垫席，床上的褥子。"袵席及荐，阙其中而听其自下焉"，意为把褥子与床上的席子中间都剪一大洞，任由大便自下。面黄为脾弱。兼白则为气虚矣。征之以脉，气口即右手脉虚，正合脾气虚弱之体，故予先补后攻之法。丹溪在治疗方法上，首重脾胃，此乃《伤寒论》以来最基本的治疗原则，可知丹溪对于仲景学说具有深刻的理解。丹溪分析此案患病之故与病机云："前诊气口脉虚，形虽实而面黄稍白，此由平素与人接言多，多言者中气虚，又其人务竟已事，恒失之饿而伤于饱，伤于饱，其流为积，积之久，为此证"，此即前面"东阳傅文"案所言首重体质原则的运用也。竟，尽，结束。已事，已经开始做的事情。"务竟已事"，意为一定要把正在做的事情做完才行。

11. "一婢色紫稍肥" 案

一婢色紫稍肥，性沉多忧。年近四十，经不行三月矣。小腹当中有一气块，初起如栗，渐如炊饼。予脉之，两手皆涩，重取却有。试令按其块，痛甚。扪之，高半寸。遂与《千金》硝石丸。至四五次，彼忽自言乳头黑且有汁，恐有娠。予曰：非也，涩脉无孕之理。又与三五贴，脉之稍觉虚豁。予悟曰：药太峻矣。令止前药，与四物汤，倍加白术，佐以陈皮，至三十贴，候脉完，再与消石丸。至四五次，忽自言块消一晕。便令莫服。又半月，经行痛甚，下黑血半升，内有如椒核数十粒，乃块消一半。又来索药，以消余块。余晓之曰：勿性急，块已开矣，不可又攻，若次月经行当尽消矣。次月经行，下少黑血块，又小一晕。又来问药，余曰：但守禁忌，至次月必消尽。已而果然。大凡攻击之药，有病则病受之。病邪轻而药力重，则胃气受伤。夫胃气者，清纯冲和之气也，唯与谷肉菜果相宜。盖药石皆是偏胜之气，虽参芪辈为性亦偏，况攻击之药乎？此妇胃气自弱，好血亦少。若块尽而却药，胃气之存者几希矣！议论至此，医云乎哉！

按： 色紫则近于暗红，为血分虚而有郁热之象。性沉多忧则平素气机郁滞矣。年近四十者，正当壮盛之年，故以《千金》硝石丸攻逐实邪。与三五帖后脉转虚豁，知体肥者原本内气不足，遂改四物汤加白术以补血益气，加陈皮以制四物汤之腻滞，正气充足则余邪自消也。《素问·五常政大论》曰："大毒治病，十去其六；常毒治病，十去其七；小毒治病，十去其八；无毒治病，十去其九。"本案"自言块消一晕"即令停药，正是体现了这种固护正气的原则。

附:《千金》硝石丸

硝石六两　　大黄半斤　甘草、人参各三两

上为末,以三年苦酒(即好醋也)三升置筒中,以竹片作三片刻,先纳大黄搅,使微沸尽一刻,乃下余药。又尽一刻,微火熬膏。丸梧子大,每服三十九。

12．"东阳陈兄"案

东阳陈兄露筋骨,体稍长。患体虚而劳,头痛甚,至有诀别之言。余察其脉弦而大带数,以人参、白术为君,川芎、陈皮为佐,至五六日未减,众皆讶之,以药之不对也。余曰:"药力有次第矣,更少俟一二宿当自安。"忽其季来问曰:"何不少加黄芪?"予笑不答。又经一宿,忽自言病顿愈。予脉之,觉指下稍盛。又半日,病者言膈上满,不觉饥,视其腹纹已隐矣。予曰:"夜来药中莫加黄芪否?"曰:"然,止与三帖。"遂速与二陈汤加厚朴、枳壳、黄连以泻其卫,三贴而安。

按: 体瘦而露筋骨者,体瘦则气虚,露筋骨则肝盛。体瘦形长者,本为肝盛气虚之体也。盖肝主筋,体长形瘦者,元气无以充其硕长之体,故虚也。脉弦大而数着,大为虚,为劳损,弦为肝气,数为肝盛热郁之象。头痛者,肝气夹郁热冲逆也。其治自宜培土以制木,佐以疏肝。故以人参、白术补益脾胃为君,川芎疏肝,陈皮开胃为佐。不用清热之药者,以疏肝则郁解,郁解则热自消也。本案意在说明肝盛之人不可用黄芪之理,以黄芪补气升阳,与人参味甘微苦补脾胃而不助肝阳者不同。故误予黄芪后膈满气壅,乃肝气上逆,引动胃气壅滞之象也。于是复诊予二陈汤加厚朴、枳实以宽胸和胃降气,黄连苦降泻肝也。

又按: 余读此案,揣摩再三,不禁慨叹,多劳本当气虚,而露筋骨、体长,于是复知为脾弱肝强之体,亦察之仔细矣。其方以人参、白术、陈皮补脾开胃,川芎疏肝以预留补气之余地,正合其体而简练得当,不可再添一味,亦不可再减一味也。由是知丹溪立方,正如量体裁衣,因人而异,实以体质为主,而病邪乃外加之物,居于其次。窃思昔贤投方治病,无不由"体"与"病"二者相合而成，而以"体"为主，试观前人治案，如叶天士、喻嘉言、谢映楼、薛立斋、孙一奎、汪石山诸案，莫不如此。苟不察其"体"，而仅辨得其"病"，即率尔操觚，草草处方，则必如盲人瞎马，正不知将坠于何渊也。至民国以降，近代中医受西医方法论的影响，逐渐以"病"为主，而以"体"为次。若治外邪，则清热解毒不遗余力，若疗内伤，则活血化瘀恒以为常，而竟不知"体"为何物矣。此案若付与今人治之，必以祛风止痛或活血化瘀为务，较之丹溪紧扣体质、病机者，相去不啻霄壤！

13. "浦江义门郑兄" 案

浦江义门郑兄，年二十余，秋间大发热，口渴，妄言妄见，病似邪鬼。七八日后召我治，脉之两手洪数而实，视其形肥，面赤带白，却喜露筋，脉本不实，凉药所致。此因劳倦成病，与温补药自安。曰：柴胡七八贴矣。以黄芪附子汤，冷与之饮。三贴后，困倦酣睡，微汗而解，脉亦稍软。继以黄芪白术汤。至十日，脉渐收敛而小。又与半月而安。夫黄芪，补气药也，此两人者，一则气虚，一则气实，便有宜不宜存焉，可不审乎?（《格致余论·治病先观形色然后察脉问证论》）

按：形肥面白，为气虚之体；谵妄面赤、脉浮洪，为虚阳上越之戴阳证。推其戴阳之故，必为寒凉下逼，元阳失其所而上越，浮阳上越则面色赤，脉亦上浮而大，故谓"凉药所致"。因而以黄芪温补卫阳，附子温阳散寒。"却喜露筋"者，以体虽肥，仍有内气之敛藏。盖体瘦者气敛于内而内实外虚，体盛者气充于外而外实内虚也。故凡体肥而露筋者较浑然虚浮者易治也。

又，此案若非误治者，无论脉之浮大与否，均应以黄芪、白术治之，以其体肥色白为气虚之体也。黄芪补卫气，白术补脾气，气壮则汗出，邪亦自然随汗而散，其理显然可见。此案用附子者，以戴阳之故。若无误治，自当不用。由此可知，丹溪论治首推体质，为重中之重，正是辨证论治的根本原则也。

又，文中"此两人者，一则气虚，一则气实"，"气虚"指本案，"气实"指上案之"东阳陈兄"。两案对举，正是为了说明黄芪的正确用法。

14. "宪幕之子傅兄" 案

宪幕之子傅兄，年十七八，时暑月，因大劳而渴，恣饮梅浆，又连得大惊三四次。妄言妄见，病似邪鬼。诊其脉，两手皆虚弦而带沉数。予曰："数为有热，虚弦是大惊，又梅酸之浆郁于中脘。补虚清热，导去痰滞，病乃可安。"遂与人参、白术、陈皮、茯苓、芩、连等浓煎汤，入竹沥、姜汁，与旬日未效。众皆尤药之不审。余脉之，知其虚之未完，仍与前方入荆沥，又旬日而安。（《格致余论·虚病痰病有似邪祟论》）

按： 暑月本为汗蒸气虚之季，大劳则益虚。恣饮梅浆则脾虚饮停，复值大惊三四次，则暑热随脾虚而内陷，与饮邪煎熬成痰，痰火扰心则妄言妄见。脉虚者气虚；弦为惊；沉数者，暑热内陷；暑热既陷，无宣泄之机则发热；痰饮与暑热互结，郁于心窍则谵妄。其治以人参、白术补脾以托邪外出；陈皮、茯苓、竹沥、姜汁化痰散结；芩、连清心泻肝。关于竹沥与荆沥的用法，《金匮钩玄·卷一·中风》有一段论述可以参考："治痰，气实能食，用荆沥；气虚少食，用竹沥。此二味用开经络，行血气。入四物汤中，必用姜汁助之。"

15. "外弟一日醉饱后" 案

外弟一日醉饱后，乱言，妄言妄见。询之，系伊亡兄附体，言生前事甚的。乃叔在边叱之。曰："非邪！食腥与酒太过，痰所为耳。"灌盐汤一大碗，吐痰一二升，汗因大作，困睡一宵而安。（《格致余论·虚病痰病有似邪祟论》）

按： 本案也属于痰证，但与上案不同者，本案不用培土托邪之法，以醉饱后随即妄言妄语，病起于骤然，脾气未及损伤，故径用吐法。大汗出者，乃吐后气机得以宣泄之故也。

16. "予族叔形色俱实" 案

予族叔形色俱实，痎疟又患痢，自恃强健能食，绝无忌惮。一日招予曰："我虽病却健而能食，但苦汗出耳。汝能止此汗否？"予曰："痎疟非汗出不能愈也，可虑者正在健与能食耳。此非痢也，胃热善消，脾病不化，食积与病势已甚矣。此时节择饮食以养胃气，省出入以避风寒，候汗透而安。"叔曰："时俗谓无饱死痢，我今能食，何谓可虑？"余曰："痢而能食者，知胃气未病也，故言不死，非谓恣食不节择者。"不从所言，恣口大嚼，遇渴又多啖水果。如此者月余后，虽欲求治，不可着手矣，淹淹又月余而死。《内经》以骄恣不伦于理为不治之病，信哉！又周性者，形色俱实，患痢善食而易饥，大嚼不择食者五日矣。余责之曰："病中当调补自养，岂可滋味戕贼？"遂教之只用熟萝卜吃粥，且少与调治，半月而安。（《格致余论·大病不守禁忌论》）

按：本案说明了饮食禁忌对于治疗预后的重要意义。

无论新病、久病，能食者，或为胃素蕴热，或其平素胃气强健，均易痊愈，以脾胃为后天之本也。故问饮食二便，以知胃气之强弱，并知病之预后及易于愈否。又凡治病，无论外感、内伤，投方后无论其本病减轻否，若纳进知饥者，多有向愈之机。否则，或为药证不符，或为预后不良之兆，均宜小心伺查从事。然胃气强健者仍须持护，不可恣意进食，否则仍可归于败局。本文前案原为胃强脾弱，不守禁忌，终不免偾事，而后案体质相同，然谨慎饮食而安，正是从正反两方面对举，说明了禁忌饮食、固护胃气的重要意义。

17. "金氏妇壮年" 案

金氏妇壮年，暑月赴宴归，乃姑询其座次失序，遂赧然自愧，因成此病。言语失伦，其中又多一句曰："奴奴不是。"脉皆数而弦。余曰："此非邪，乃病也。但与补脾清热导痰，数日当自安。"其家不信，邀数巫者喷水而咒之，旬余而死。或问曰："病非邪而邪治之，何遽至于死？"余曰："暑月赴宴，外境蒸热；辛辣适口，内境郁热；而况旧有积痰，加之愧闷，其痰与热何可胜言？今乃惊以法尺，是惊其神而血不宁也；喷以法水，是冰其体，密其肤，使汗不得泄也。汗不泄则蒸热内燔，血不得宁则阴消而阳不能独立也，不死何俟？"或曰："《外台秘要》有禁咒一科，庸可废乎？"余曰："移精变气乃小术耳，可治小病。若内有虚邪，外有实邪，当用正大之法，自有成式，昭然可考。然符水，唯膈上热痰，一呷凉水，胃热得之，岂不清快？亦可取安。若内伤而虚，与冬严寒，符水下咽，必冰胃而致害。彼郁热在上，热邪在表，须以汗解，率得清冷，肤奏固密，热何由解？必致内攻，阴阳离散，血气乖争，去死为近。"（《格致余论·虚病痰病有似邪祟论》）

按：此因愧疾气郁成病，而未有前案之大劳与恣饮伤脾，又未有第二案之醉饱痰积，故知必平素脾弱而有痰饮留伏，一时气机郁闭，发为痰火蒙蔽心窍，宜治以补脾清热导痰之法。今反而喷以法水，饮以符水，致使寒凉外闭，内寒遏伏，邪热无以宣泄。痰火内攻，必致阴阳离散而死。

以上三案，均为痰火成疾而病因病机同中有异，治亦随之不同也，提示了同病异治原则的必要性。

18. "贾氏妇" 案

予见贾氏妇，但有孕至三个月左右必堕。诊其脉，左手大而无力，重取则涩，知其少血也。以其妙年，只补中气，使血自荣。时正初夏，教以浓煎白术汤，下黄芩末一钱，服三四十帖，遂得保全而生。因而思之，堕于内热而虚者，于理为多。曰热曰虚，当分轻重，好生之工，幸毋轻视！（《格致余论·胎自堕论》）

按：堕胎有热有寒，有气虚不举，有督任不固，亦有气滞升降失司。故保胎亦必辨析病因而分途用药，非可概以黄芩、白术为保胎之圣药也。《金匮要略》治妊娠腹痛有附子汤，治疗恶阻有干姜人参半夏汤，治疗胎漏有胶艾汤，并不避热药。

忆八十年代，余曾接诊一青年妇女，诉以每至孕三四月时忽然腹暴胀，随之小产，已经数年数胎，不能孕育。来诊时已怀孕三月。正问诊间，突然告知即刻自觉腹胀，观之，腹部鼓胀有形，如气球越来越大，患者亦张惶恐惧不已。急促之间，立即以干姜一大块急煎服之，顷刻矢气频连，腹部鼓大消失。察其人形瘦黑，脉象沉弦滑，予小柴胡汤合甘草干姜汤，连服十余剂，此后顺产一胎。总之，有是证即用是方，为治疗一切疾病的根本原则。丹溪力主清热，实由其"阳常有余，阴常不足"论而出，不无偏颇，亦为智者一失，不可以为法也。

19. "余从叔父平生多虑" 案

余从叔父平生多虑，质弱神劳，年近五十，忽左膊外侧廉上起一小红肿，大约如栗。余视之，曰："慎勿轻视，且生与人参大料作汤，得一二斤为好。"人未之信。漫进小贴数服，未解而止。旬余值大风拔木，疮上起一道红如线，绕至背胂，直抵右肋。余曰："必大料人参，少加当归、川芎、陈皮、白术等补剂与之。"后与此方，两阅月而安。

又，东阳李兄，年逾三十，形瘦肤厚，连得忧患，又因作劳，且过于色。忽左腿外侧廉上一红肿，其大如栗。一医问其大腑坚实，与承气两帖下之，不效。又一医教与大黄、朱砂、生粉草、麒麟竭，又二三帖。半月后召余视之，曰："事去矣。"

又一李兄，年四十余而面稍白，神甚劳。忽胁下生一红肿如桃，一人教用补剂。众笑且排。于是流气饮、十宣散杂而进之。旬余召余视之，余曰："非唯不与补药，抑且多得解利，血气俱惫矣！"已而果然。

或曰："太阳经非多血少气者乎？何臀痈之生，初无甚苦，往往间有不救者，吾子其能治之乎？"余曰："臀居小腹之后，而又在其下，此阴中之阴也。其道远，其位僻，虽曰多血，气运不到，气既不到，血亦罕来。中年之后，不可生痈。才有痛肿，参之脉证，但见虚弱，便与滋补。血气无亏，可保终吉。若用寻常驱热拔毒纾气之药，虚虚之祸，如指诸掌！"（《格致余论·痈疽当分经络论》）

按：本案前面原有丹溪一段论述如次：

"六阳经、六阴经之分布周身，有多气少血者，有少气多血者，有多气多血者，不可一概论也。若夫要害处，近虚怯薄处，前哲已曾论及，唯分经之言未闻也。何则？诸经唯少阳、厥阴经之生痈疽，理宜预防，以其多气少血，其血本少，肌肉难长，疮久未合，必成死证。其有不思本经少血，遽用驱毒利药，以伐其阴分之血，祸不旋踵矣！"盖本案之发病部位正在手少阳、手厥阴之分部，其经脉多气少血，原本易于形成险恶死证，且患者质弱神劳则气虚，气虚则络脉流行而不畅利，多虑则气郁，郁则经气湮淤而成痈疽，其病又较他人患此者更为险恶。本病治疗当壮气以行滞，即《素问》"壮者气行则愈"之意。"旬余值大风拔木，疮上起一道红如线"者，知天人相感，同气相求，大风拔木，撼动脾土，故而体内土虚风动，风邪化火，而丹溪并不因风邪化火而清热祛风，仍以扶正固本为务，遂以大剂人参作汤，少佐当归、川芎、陈皮、白术，终获痊愈，此亦"相体治病"（叶天士语）之一例也。

又，此证若痛剧者，尚宜佐乌头、附子类，助人参通阳破滞，如下面"又一男子年五十"案。此证若予今人治之，恐只知清热解毒矣。

20. "杨兄年近五十"案

杨兄年近五十，性嗜好酒。病疟半年，患胀病，自察必死，来求治。诊其脉，弦而涩，重则大。疟未愈，手足瘦而腹大，如蜘蛛状。余教以参、术为君，当归、川芎、芍药为臣，黄连、陈皮、茯苓、厚朴为佐，生甘草些少，作浓汤饮之。一日定三次，彼亦严守戒忌。一月后，疟因汗而愈。又半年，小便长而胀愈。中间虽稍有加减，大意只是补气行湿而已。（《古今医案按·卷五》）

按：年近半百，嗜酒伤脾，脾虚则湿聚，湿盛则气滞。湿浊久伏，郁而生热，湿热交结，久而入血，气血壅滞则发为鼓胀。盖生蜘蛛纹者，正血络壅塞之象也。其脉弦者，湿阻气滞；涩者，血瘀络塞；重取大者，湿热与疟邪内伏也。脾弱气虚则无力托邪外出，故治以人参、白术补气；当归、川芎、芍药活血化瘀；黄连苦寒，降胃清热；厚朴、陈皮、茯苓燥湿理气；生甘草利尿清火。本方即八珍汤去熟地，炙甘草易生甘草，再加黄连、茯苓、厚朴、陈皮。一月后汗出而愈者，正与前文东阳吴子案、宪金詹公案、永康吕案意义相同，可知丹溪独擅此法也。

本病实即现代医学之肝硬化腹水，为中医风、痨、鼓、膈四大病症之一。蜘蛛纹现代医学称为蜘蛛痣，为本病的一个重要外部特征。笔者自20世纪70年代以来，根据中医辨证论治方法，应用中药治疗多例，大多临床症状消失，可惜多数都没有经过西医复查，无法进行中西医疗效的对比观察。其中有一些患者长期存活，最长者达三十余年，可见中医的远期疗效还是比较满意的。

21．"陈氏年四十余" 案

陈氏年四十余，性嗜酒，大便时见血。于春间患胀，色黑而腹大，其形如鬼。诊其脉，数而涩，重似弱。予以四物汤加黄连、黄芩、木通、白术、陈皮、厚朴、生甘草，作汤与之，近一年而安。一补气，一补血，余药大率相出入，皆获安，以保天寿。（《格致余论·鼓胀论》）

按： 色黑者血虚之体，嗜酒则脾虚化湿，继而湿聚化热，湿热乘虚入血，热灼血分则大便下血。其脉数者，湿热内伏；涩者，血络中湿热壅塞；重取弱者，血虚气弱之象。故以四物汤补血和血，黄连、黄芩、木通、生甘草清热利湿，白术健脾培土，陈皮、厚朴化湿理气。

上案以补气见效，本案以补血收功，两案对举，以见其治法之不同也。

22．"郑廉使之子" 案

郑廉使之子，年十六，求医曰："我生七个月患淋病，五日七日必一发。其发也大痛，扪地叫天，水道方行，状如漆如粟者，约一盏许，然后定。"诊其脉，轻则涩，重则弦。视其形，瘦而稍长，其色青而苍。意其父必因服下部药，遗热在胎，留于子之命门而然。遂以紫雪和黄柏细末，丸梧子大，晒十分干，而与二百丸作一服。经二时又与三百丸作一服。率以热汤下，以食物压之。又经半日，痛大作，连腰腹，水道乃行，下如漆和粟者一大碗许，其病减十分之八。后张子忠以陈皮一两，桔梗、木通各半两，作一帖与之，又下漆粟者一合许，遂安。父得燥热，且能病子，况母得子者乎？余书此以证东垣红丝瘤之事。（《格致余

论·秦桂丸论》）

按：此案因父母多服温热补肾药味，耗损真阴，故致生子阴亏阳元，热毒燔灼阴液，湿热蕴伏于下焦，气血壅滞，致成淋病。其脉涩者，湿热阻滞；重取则弦者，水亏肝胆热毒内伏；形瘦长、色青苍者，肝木素盛、阴虚伏火之体。其治以紫雪之清热宣通及黄柏清下焦血分之伏热。《局方发挥》："紫雪者，心、脾、肝、肾、胃经之药也"，可宣彻上下伏热。"东垣红丝瘤之事"见《古今医统大全》卷八十八所引《幼幼汇集（上）·多服种子热药遗患胎源论》："东垣云：一人问中年得子，一岁之后身生红丝瘤，不救，后四子皆病红丝而死，何以然？曰：此乃肾中伏火，精气多有红丝，以气相感，生子故有此疾，俗名胎瘤是也。子试观之。果如其言。遂以滋阴丸以泻肾火，忌酒醋辛爆热物。其妻以六味地黄丸，受胎五月之后，以黄芩白术散间而用之，后生三子。前证不作，今已俱壮。噫，合观以所论，则知其儆戒深矣。"

23. "进士周本道"案

进士周本道，年逾三十，得恶寒病。服附子数日而病甚，求余治。诊其脉，弦而似缓。与以江茶入姜汁、香油些少，吐痰一升许，减绵大半。周甚喜，余曰："未也，燥热已多，血伤亦深，须淡食以养胃，内观以养神，则水可生而火可降。"彼勇于仕进，一切务外，不守禁忌。余曰："若多与补血凉药亦可稍安，内外不静，肾水不生，附毒必发。"病安后，官于婺城，巡夜冒寒，非附子不可疗，而性怕生姜，只得以猪腰子作片煮附子，与三帖而安。余曰："可急归。"知其附毒易发，彼以为迂。半年后，果发背而死。

又司丞叔，平生脚自踝以下常觉热，冬不可加绵于上。常自言曰："我禀质壮，不怕冷。"余曰："此足三阴之虚，宜早断欲事，以补养阴血，庶乎可免。"笑而不答。年方五十患痿，半年而死。

观此二人，治法盖可知矣。（《格致余论·恶寒非寒病恶热非热病论》）

按：上案未及形色，然服附子数日而病甚，脉弦而缓，阴虚而痰火内伏显然可见，不必再论形色也。吐痰以后，阴血亏损，阴虚火旺，若能急补阴血，附子热毒自可消弭。未补阴血，复用附子，故知附子热毒迟早必然发作。果然半年以后患发背而死也。后案平生两足发热，知为阴虚生内热，既不能断欲，亦不补养阴血，故终于患痿而亡。

以上两案合观之，肝肾阴虚于人之危害不可忽视者如此，丹溪实为发前人之未发，习医者不可不重视这一点！

24. "赵立道年近五十" 案

赵立道年近五十，质弱而多怒。七月炎暑，大饥索饭，其家不能急具，因大怒。两日后得滞下病，口渴。自以冷水调生蜜，饮之甚快，滞下亦渐缓。如此者五七日。招余视，脉稍大不数，遂令止蜜水，渴时但令以人参、白术煎汤，调益元散与之，滞下亦渐收。七八日后，觉倦甚发呃，余知其因下久而阴虚也，令其守前药。然滞下尚未止，又以炼蜜饮之。如此者三日，呃犹未止，众皆忧药之未当，将以姜、附饮之。余曰："补药无速效。附子非补阴者，服之必死。"众曰："冷水饭多，得无寒乎？"余曰："炎暑如此，饮凉非寒，勿多疑，待以日数，力到当自止。"又四日而呃止，滞下亦安。（《格致余论·呃逆论》）

按：质弱则脾弱，多怒必素肝强也。暑湿月令，湿浊下注，暴怒而肝气克乘脾土，湿热内阻，疏泄失司，故发为痢证。然大饥索饭，脾胃之阴虚已可知矣，故自饮生蜜水痢证即缓。初诊与人参、白术健脾益气，益元散清热消暑，滑利湿垢黏浊。二诊发呃，知胃阴益亏，故再佐以炼蜜之甘润补阴。本案用药简洁明快，收局径直以一味炼蜜而愈。若非对于病机洞悉透彻，何以至此！可知病机为辨证之关键，绝非空谈也。

25. "陈择仁年近七十" 案

陈择仁年近七十，厚味之人也，有久喘病而作止不常。新秋患滞下，食大减，至五七日后呃作。招余视，脉皆大豁，众以为难。余曰："形瘦者尚可为。"以人参白术汤下大补丸以补血，至七日而安。此二人者，虚之为也。

又一女子年逾笄，性躁味厚。暑月因大怒而呃作，每作则举身跳动，神昏不知人，问之乃知暴病。视其形气俱实，遂以人参芦煎汤饮一碗，大吐顽痰数碗。大汗昏睡，一日而安。（《格致余论·呃逆论》）

按：年近七十，久有喘病者，脾虚胃弱之体也。土不生金，肺气亦弱，故劳则气喘，作止不常。平素厚味，湿浊内聚，金敛而木横，则泻而不畅，发为滞下。至数日后呃逆，六脉大豁，知胃气衰败。此为传统关于呃逆证候之看法，属于久病之大忌，因而"众以为难"。"形瘦者尚可为"，以胖人内虚外实，瘦人则内实外虚，故治以人参白术汤培土生金，清胆泄热。本方见于《丹溪心法》卷三，方剂组成为小柴胡汤去大枣，加白术、葛根、山栀、防风。方中人参、白术、甘草补益脾胃，半夏、生姜化痰和胃，山栀清热，葛根升清生津，防风升阳祛风。大补丸即黄柏一味为丸，以清热燥湿。"此二人"谓前面"进士赵立道"案与本案。上案以其能食易饥而知其胃腑阴虚，此案以其食大减而知胃气大虚。形瘦者内实，形肥者内虚，故曰："形瘦者尚可治。"下案为实证，辨证不难，与前案对举，可见虚实之不同也。

26. "罗先生治一病僧"案

罗先生治一病僧，黄瘦倦怠。罗公诊其病因，乃蜀人，出家时其母在堂，及游浙右经七年，忽一日念母之心不可遏，欲归，无腰缠，徒尔朝夕西望而泣，以是得病，时僧二十五岁。罗令其隔壁泊宿，每日以牛肉、猪肚甘肥等，煮糜烂与之。凡经半月余，且时以慰谕之，言劳之。又曰："我与钞十锭作路费，我不望报，但欲救汝之死命尔。"察其形稍苏，与桃仁承气，一日三帖下之，皆是血块痰积方止，次日只与熟菜稀粥将息。又半月，其人遂如故。又半月余，与锭十锭遂行。因大悟攻击之法，必其人充实，禀质本壮乃可行也。否则邪去而正气伤，小病必重，重病必死。（《格致余论·张子和攻击法论》）

按：此案病起于忧郁多愁，思则脾气郁结，气机郁滞，运化失司，久而气血虚弱，故黄瘦倦怠。时值二十五岁，虚实兼夹显然可见。因而先以饮食调补脾肺，复以言语宽慰，舒其气机，终以桃仁承气汤攻其痰浊气血之郁滞。由此可知，实证积聚有形诸外者，固然宜攻之。若虽未有形而病因病机辨证确切无疑者，亦当攻之，所谓"医者，意也"，此案即为一例。

27. "一色目妇人"案

一色目妇人，年近六十，六月内常觉恶寒战慄，喜啖热御绵，多汗如雨。其形肥肌厚，已服附子二十余，但浑身痒甚。两手脉沉涩，重取稍大。知其热甚而血虚也。以四物汤去川芎，倍地黄，加白术、黄芪、炒柏、生甘草、人参，每帖二两重。方与一帖，腹大泄，目无视，口无言。余知其病热深，而药无反佐之过也。仍取前药炒熟与之，盖借火力为向导。一贴利止，四贴精神回，十贴病全安。（《局方发挥》）

按：形肥肌厚且年近六十，知平素脾虚湿重，本非阴虚血热之体也。恶寒战慄者，伏热在内也。兹因多服辛热之附子，致使多汗如雨。大汗损耗阴津，伏热欲泄无路，故浑身痒甚。脉沉涩者，阴血虚耗；重取大者，伏热在内之象也。故以四物汤去川芎之辛散，以补阴血；素体脾虚，故以人参、白术、黄芪益气健脾；黄柏清热燥湿凉血；生甘草清热利湿。服药后大泄者，热盛而火性炎上。身痒者，病势有向外趋势。骤与甘腻厚重之品重遏其上，势必火势格拒，郁极而泄，夺路而出。既已下泄，故仍以前药炒熟，再次与之，以破其格拒之势。此同气相求之意也。窃思此案若初诊加生姜，当无此番曲折也。

又，本案原非血虚之体，以服附子而导致血虚伏热，本根未损伤，故可以药物救治而愈。第24案周本道血虚体质，复以吐后更伤阴，又不知静养节劳，故终不免一死也。

28. "余从叔年逾五十"案

余从叔年逾五十，夏间患滞下病。腹微痛，所下褐色，后重频并，谷食大减，时有微热。察其脉皆弦而涩，似数而稍长。却喜不甚浮大，两手相等。视其神气大减。余曰："此非滞下，忧郁所致，心血亏，脾气弱耳！"遂与参、术为

君，当归身、陈皮为臣，川芎、炒白芍药、茯苓为佐使。时暄热甚，加少黄连，与两日而安。(《局方发挥》)

按：谷食大减为脾胃气虚之征。凡脉两手大小相等，若左小者，上升之气不足，为寒，为里；若左大者，上升之气有余，为热，为表。若两手相等，虽身有热，则病机实不在寒热或外邪。"似数而稍长"者，湿热内蕴之象也。故以脉弦涩，断为忧郁伤心脾。然弦涩未必皆为忧郁所伤，而断为忧郁所伤者，视其神气大减，若丧也。因而治以人参、白术、陈皮、茯苓补脾开胃，当归、炒白芍益营血，川芎疏肝气。本方即异功散去甘草，加川芎、当归、白芍。盖肝气乘脾则腹痛后重频并而热入营血，故所下褐色也。时有微热，则知虚中夹湿热，又加黄连以清热凉血也。此案《古今医案按·卷三》引文中，"二日"作"二月"，似是。文末还有一段话"此等证，若因其逼迫而用峻剂，误矣"，为画龙点睛之言也。

29. "梅长官年三十余" 案

梅长官年三十余，奉养厚者。夏秋间患滞下，腹大痛。有人叫服单煮干姜。与一贴痛定，少顷又作，又与又作，由是服干姜至三斤。八日后，余视之，左脉弦而稍大似数，右脉弦而稍大减，亦似数，重取之似紧。余曰："此必醉饱后吃寒冷太过，当作虚寒治之。"因其多服干姜，遂教四物汤去地黄加人参、白术、陈皮、酒红花、茯苓、桃仁煎，入生姜汁饮之，至一月而安。(《局方发挥》)

按：奉养厚者，知为膏粱厚味脾虚寒湿痰饮久伏之体。夏秋间暑湿当令之季，土虚木横，寒邪久伏，湿阻气滞，发为滞下红白也。干姜辛燥，可宣泄湿浊之壅蔽，故服后气机暂通而痛止，未几湿浊复合，再服又得痛止，如此反复多服则耗伤阴血。盖干姜虽有散寒宣通止痛之效，而无益气培土之功，是以虽然久服而痢疾终不愈也。脉右弦大虚者，脾虚肝乘；左脉弦大数者，肝血亏损而横逆；重取紧者，虚寒在内之象。治以四物汤去生地之寒腻，以补血柔肝，制其横逆；人参、白术、陈皮、茯苓即四君子汤去甘草之甘腻，加陈皮以化湿补脾，益气开胃；加桃仁以活血通络；改干姜为姜汁以温润辛通。不用干姜者，以曾服干姜，寒邪已经大消，仅需温养肝脾，所余之寒邪自可消弭于无形也。

30. "金氏妇年近四十" 案

金氏妇年近四十，秋初尚热，患滞下。腹但隐痛，夜重于昼，全不得睡。食亦少减，口干不饮。已得治痢灵砂一贴矣。余视之，两手脉皆涩且不匀。神思倦甚，饮食全减。因与四物汤倍加白术为君，以陈皮佐之，于十数帖而安。(《局方发挥》)

按：腹隐痛则非寒滞之大痛矣。推其脉，两手皆涩，为阴血亏虚；不匀，为血弱而郁滞不畅，则其隐痛为虚痛而非实痛，显然可见。滞下而夜频，彻夜不眠，则痛在营阴之分。口干不饮尤为血虚伏热见证，盖气虚者必无口干证候也。饮食全减为脾胃气虚。故治疗以四物汤补阴和血，白术重用以补脾气，陈皮化湿开胃。本案于初秋尚热之时患病，原长夏炎暑汗出耗气伤脾在前，复伤于湿热结聚在后。初秋肺气肃敛而肝气抑遏，疏泄失司，热邪随脾气下陷而发为痢疾也。

31. "吕宗信年六十" 案

又治吕宗信，年六十，素好酒，因行暑途得疾，足冷过膝，上脘有块如拳，牵引胁痛。不可眠，饮食减半，却不渴。已自服生料五积散三帖。朱诊之，六脉俱沉涩而小，按之不为弱，皆数，右甚，大便如常，小便赤色，遂用大承气汤，将大黄炒熟，加黄连、干葛、芎、芍、甘草作汤，以蒌仁、黄连、半夏、贝母为丸，至二十帖，块减半，遂止药，至半月，饮食复进，诸证悉除。(《古今医案按·卷八·积块》)

按：生料五积散即《局方》五积散不加炒黄者，功能同于《局方》五积散而性质不甚温燥。本案患者由于长期嗜酒，复外出感受暑热，暑热蒸腾，汗出过多，致湿热化燥，结块如拳，此为致病之因。再看四诊所见，不渴为湿热征象；脉象沉涩小数，沉为在内，涩为敛结，为坚凝，数为内热，按之不衰，实证显见；小便赤色，为内热壅滞确据。故以大承气汤攻下破积，大黄炒熟以缓下，加黄连清热，葛根解酒，川芎活血祛瘀，行气开郁，芍药敛肝补阴，甘草补脾，又以黄连、半夏、贝母为丸，以化痰散结。块减半即停服药者，所谓"大毒去病，十去其六"之意也。

本案为心下癥瘕，因其得之于暑途，故知系湿热化燥所成。又以病程短暂，故以大承气汤攻坚清热，伍以化痰软坚丸药。方药对应于病因病机，故仅二十剂即收完功。

32. "一老人年七十" 案

一老人年七十，面白，脉弦数，独胃脉沉滑。因饮酒作痢，下血淡水脓后，腹痛，小便不利，里急后重。参、术为君；甘草、滑石、槟榔、木香；苍术最少；下保和丸二十五丸。第二日，前证俱减，独小便不利，以益元散服之。（《金匮钩玄·卷一》）

按：饮酒导致下痢者，当治其湿邪也。本案以年高面白气弱，故以人参、白术益气健脾为君，佐甘草以缓急，滑石滑利黏垢，槟榔、木香温肠下气，苍术燥湿。脉沉滑为食积痰火，故再佐保和丸以消积化痰清热。

又按：本案面白虽为气虚，第以腹痛、小便不利，故其病机实乃湿阻气滞、本虚标实。非单纯气虚者，故以滑石、保和丸治其标实。若腹痛而无小便不利及脓血症，则宜去滑石、保和丸，而加干姜以燥湿温通，径治其本矣。

33. "昔有一老妇" 案

火动其痰：二陈汤加黄芩、苍术、羌活，散风行湿，或用防风行湿之剂可也。昔有一老妇，患赤白带一年半，是头眩，坐立不久，睡之则安。专用治赤白带，除之，其眩自安矣。（《金匮钩玄·卷一》）

按："坐立不久，睡之则安"，坐立则火气上升而头晕甚，故不能持久。睡则阳入于阴，火亦随之潜降，故晕减而安。以此来看，治之必于祛痰中佐以清火可知矣。方以二陈汤祛痰，加苍术燥湿，羌活升清，黄芩清热也。本案先叙其治法，然后举出一案，足见丹溪医案为当时授徒举例也。《金匮钩玄》曰："二陈汤加酒芩、羌活、苍术，散风之药，行湿最妙。"又云："本草：苍术治湿，上下俱可用"，可以参考。

34. "一妇年近六十" 案

丹溪曰：一妇年近六十，形肥味厚，中焦不清，积为浊气，流入膀胱，下注而成白浊。浊气即是湿痰，用二陈汤加升、柴、苍白术四帖，浊减半，觉胸满。因升、柴升动胃气，痰阻而满闷耳，用二陈加炒曲、白术、香附以泄其满。素无痰者，升动亦不闷也，继以青黛、樗皮、蛤粉、黄柏、干姜、滑石为末，神曲为丸，服之全安。(《古今医案按·卷六·便浊》)

按： 本案意在说明中焦湿浊下注的治疗方法。

形肥而膏粱厚味则湿浊内生，中焦湿浊内聚，下注则为白浊痰湿，故以二陈汤豁痰化浊，加升麻、柴胡升清，苍术燥湿。形肥则中气不足，故再加白术以健脾益气。服后湿浊减去一半，但觉胸满，这是由于升柴引动痰饮上逆也，复与二陈汤加神曲消导，香附泄气，白术健脾。终以樗白皮、黄柏、滑石清利下焦湿热，蛤粉化痰，青黛凉血，干姜燥湿，神曲消导，服之而愈。

35. "一妇人脾疼" 案

一妇人脾疼，后患大小便不通，此是痰隔中焦，其滞于下焦：二陈汤加木通。初吃后，渣再煎服，吐之。(《金匮钩玄·卷二》)

按： 本案为痰湿中阻导致腹痛示例。

《丹溪治法心要·卷四·腹痛第四十六》引戴原礼云："湿痰痛者，凡痛必小便不利。"本案痰阻中焦，剧痛之后，气机闭塞而肝气疏泄受阻，致使气机沉湮于下焦，故二便不通也。方与二陈汤豁痰理气，加木通下行利尿，待湿气下行以后，二煎再予引吐中焦积痰，吐法可以使气机升提，于是下焦郁滞得以疏解。本案治疗先降后升，先后有序，以避免痰气上逆不止也。

36. "一男子年三十岁"案

一男子年三十岁,因酒发热,用青黛、瓜蒌仁、姜汁,每日以数匙入口中,三日而愈。(《金匮钩玄·卷二》)

按: 此证因饮酒,久而结为痰火酒毒,内蕴而发热。方中瓜蒌消痰降气;青黛属于极苦寒之品,可以直折上逆之肝胆邪热,《本草衍义补遗》谓其"能收五脏之郁火,解热毒,泻肝,消食积";佐姜汁以温散燥湿。此方又见于《脉因证治·热》,且云"治酒发热",可知为丹溪常用之效方也。

37. "一人因吃面内伤"案

一人因吃面内伤,肚热头痛:白术一钱半,白芍、陈皮、苍术各一钱,茯苓、黄连、人参、甘草各五分。(《丹溪心法·卷三》)

按: 食面内伤者,面食为黏滞之物,既然为面食所伤,则其肚热头痛症状是由于脾虚,无力运化黏滞之物而湿邪停滞可知也。故以四君子汤健脾益气;肚热者,脾阴不足,故加白芍以补脾阴,苍术、陈皮以化湿行气;头痛者,积滞痰火上逆,再加黄连以苦降清热也。

38. "一人便浊经年"案

一人便浊经年,或时梦遗,形瘦,作心虚主治,用珍珠粉丸和定志丸服。(《丹溪心法·卷三》)

按: 病程经年者,心肾均虚;梦遗者,相火妄动;形瘦者,阴血俱虚;便浊者,为热伤阴血,湿热下注。《局方》定志丸的药物组成为:远志、菖蒲各二两,人参、白茯苓各三两。上为细末,炼蜜丸如梧桐子大,朱砂为衣,每服七丸,加至二十九,温米饮下,食后,临卧,日三服。本方以人参补益心气,茯苓潜降心阳,安神益阴,远志、菖蒲化痰开窍。珍珠粉丸出自《医统》卷七十引丹溪方。主治精滑白浊。药物组成为：黄柏一斤，真蛤粉一斤，珍珠二两，樗根白皮一斤。制备方法：上为末，滴水为丸，如梧桐子大。每服一百丸，空心温酒送下。本方之黄柏凉血，清肾中伏热；蛤粉咸寒，入肾以利湿浊；珍珠清心宁神；樗根白皮燥湿清热。两方合用补益心肾，清利湿热。

39. "一妇年七十" 案

一妇年七十，形实性急而好酒，脑生疽。才五日，脉紧急且涩。急用大黄酒煨细切，酒拌炒为末，又酒拌人参炒，入姜煎，调一钱重。又两时再与，得睡而上半身汗，睡觉病已失。此内托之意。(《丹溪心法·卷五》)

按： 形实、性急而好酒，知肝火素盛，酒毒久伏，实证奚疑？"才五日脉紧急且涩"者，知火毒之性急速而壅闭血脉，故以酒大黄同气相求以为引导，攻毒散结。年高，故再以人参扶持正气，俾痈毒不致随攻逐而内陷，复佐生姜以温通宣散。人参酒拌抄者，亦取同气相求、直入病所之义。此案以脉紧不浮而用大黄攻逐火毒，与下案以脉浮不沉而用辛散法驱邪外出，对举以说明内托之两种方法也。

又按： 大黄攻逐痈毒具有殊效，不论大便燥结与否，均可用之。张锡纯《医学衷中参西录》有详论，张氏有用数两者，当并参之。

40. "又一男子年五十" 案

又一男子年五十，形实色黑，背生红肿，及胛骨下痛。其脉浮数而洪紧，食亦吐。正冬月，与麻黄桂枝汤加酒黄柏、生附、瓜蒌子、甘草节、羌活、青皮、人参、黄芩、半夏、生姜，六帖而消。(《丹溪心法·卷五》)

按： 年五十，正在壮年，形实色黑，自为实证。脉浮数而洪紧者，洪紧为火毒炽盛，浮数则病势趋外，即《丹溪心法》所言之"肿掀于外，根盘不深，形证在表，其脉多浮"。麻黄桂枝汤出自刘完素《素问病机气宜保命集·卷中》，主治疟病，头痛项强，脉浮，恶风无汗，发于夜间者。方剂组成为：麻黄一两

（去节），甘草三钱（炙），桃仁三十个（去皮尖），黄芩五钱，桂枝三钱。共为细末，每服半两，水一盏半，煎至一盏，温服，迎发而服。本方即麻黄汤去杏仁，易桃仁，加黄芩，治疗寒邪伏于阴血之分，作用为温通发汗。本案用之以表散皮肌间火邪。胛骨为手少阳三焦所属，故加黄柏、黄芩以凉血清热；背为足膀胱所属，加羌活引经至其病所；生附子气壮力悍，宣通破滞，以散火毒之壅滞；半夏、瓜蒌仁、青皮豁痰理气化湿；人参、甘草内托正气，以防邪毒内陷也。本方附子与黄芩相伍，则附子辛热之性不表现为温阳作用，而只是起到宣泄通经的作用。

41. "一妇人十九岁" 案

一妇人十九岁，气实，多怒事不发，一日忽大叫而欲厥。盖痰闭于上，火起于下而上冲。始用香附五钱，生甘草三钱，川芎七钱，童便、姜汁煎服，又用青黛、人中白、香附末为丸。稍愈不除，后用大吐乃安。吐后用导痰汤，加姜炒黄连、香附、生姜煎，下龙荟丸。（《丹溪心法·卷五》）

按：平素为气实多怒之体，病起于急骤，则其病机为肝火上冲可知也。欲厥者，火邪夹痰，蒙蔽心包。香附为降肝气之要药，佐以川芎舒畅肝气；生甘草泻心火而缓急；童便咸寒降火；姜汁化痰散结。用煎剂者，取其降气泻火为速。厥止后又以青黛凉血清肝，人中白清热化痰，香附降肝气，三味为丸，以祛有形之痰热。服后稍愈而不除者，上逆之痰盘踞于胸脘可知，故复以吐法涌泄痰涎。吐后以导痰汤化痰，加当归龙荟丸等苦寒之品，佐少量辛温药味，以宣降吐后上逆之气，乃常法也。

42. "一男子三十五岁" 案

一男子三十五岁，九月间，早起忽目无光，视物不见。急欲视，片时才见人物，竟不能辨。饮食减平时之半，神思极倦，已病五日。脉之缓大，四至之上，作受湿处治。询之果因卧湿地半月而得。以白术为君，黄芪、陈皮为臣，附子为

佐，十余帖而安。（《丹溪治法心要·卷一》）

按：此案虽亦起于急骤，而其脉缓大，询之卧湿，故断其病因为受湿也。然而据脉之大、神之倦，知气虚为本，受湿为标，况视物不见，总是烛光不明，显然气虚之象。故虽然为湿病，并不用辛燥之味，只以白术健脾兼燥湿为君，再以黄芪益气，陈皮理气行湿，复以少量附子佐白术、黄芪益气。气虚甚者，必佐少量附子以助生气，前人屡言之，不必赘述。

43. "一男子素嗜酒"案

一男子素嗜酒，因冒风寒衣薄，遂觉倦怠，不思食者半月。至睡后大发热，疼如被杖，微恶寒。天明诊之，六脉浮大，按之豁豁然，左为甚。作极虚受风寒治之。以人参为君，白术、黄芪、当归为臣，苍术、甘草、陈皮、通草、葛根为佐使。与之至五帖后，周身汗出如雨，凡三易被，觉来诸证悉除。（《丹溪治法心要·卷一》）

按：大发热，周身如被杖，无汗而微恶寒，风寒外闭奚疑？若用辛温解表法，治之又有何难？怎奈六脉浮大豁空，则治之不易矣。盖素体虚弱已极，故以人参、白术、黄芪、当归、甘草双补气血。嗜酒则湿聚，故复以苍术、陈皮理气燥湿，通草利湿通络，葛根疏表解酲。服至五剂后，气血渐充，汗出而解。凡湿郁而欲发汗，必用苍术，此为丹溪用药常法也，当与前案同参。

又按：纵观丹溪诸案，凡正虚邪实者，即以扶正为先，佐以祛邪之法；若正虚邪亦少，则全力扶正而置邪于不顾，总以体质为主也。今人则不然，自近代以降，各家中医著作，大率于祛邪之诸法诸方，津津乐道，不遗余力，而鲜及体质与邪正之关系及其治法之辨证。此乃由于西风日渐，影响所及，思路自然不同矣。

44. "一人本内伤"及"一人本内弱"二案

一人本内伤，汗下后谵语。初能认人，后三五日，语后便妄言。此神不守舍，慎勿攻战。脉多细数，不得睡，足冷气促，面褐青色，口干燥。用补中益气汤加人参半两，竹叶三十片煎服，效。

一人内弱，本劳苦，得汗下后大虚。脉细数，热如火灸，气短促。人参、当归、白术、黄芪、甘草、五味子、知母、竹叶，水与童便煎服，两帖而安。（《丹溪治法心要·卷一》）

按：两案均为内伤而汗下后大虚。首案脉虽细而数，细脉为气虚，征之"不得睡"，即烦躁不宁且口干燥，则可知汗下后气营俱亏，与阳虚之口中和大不侔矣。谵语者，夺神也。神属阳属气，故以补中益气汤重用人参以救气脱。因其脉数，又以竹叶清热除烦。

后案亦为脉细数，但发热高而气短促，为热伤肺津。故去补中益气汤升麻、柴胡之升散，陈皮之温燥，加知母、五味子清肺敛阴，竹叶、童便清热。

上案以汗出后营阴亏、口干燥而重用人参，下案以汗出后气短促，为肺津耗伤，亦用人参益气敛津。盖人参甘寒，具补气兼补血之功，此《伤寒论》本义也。丹溪善用人参，乃善学《伤寒论》者。叶天士亦善用人参，乃复善学丹溪者矣。

45. "一人年六十"案

一人年六十，禀壮味厚。春病疟，先生教以却欲食淡，不听。医与劫药三五帖而安。旬后又作，又与，绵延至冬，求治先生。知其久得汗，唯胃气未完。时天大寒，又触冒为寒热，非补不可。以一味白术为末，粥丸，与二斤。令其饥时且未与食，取一二百丸，热汤下，只以白糜粥调养。尽此药，当大汗而安，已而果然。如此者多，但药略有加减耳。（《丹溪治法心要·卷一》）

按：本案很值得玩味。

春病至冬，反复劫疟，胃气久伤。若得胃气恢复，卫气复盛，则疟邪亦必自散也。求诊时天寒，感寒后时发寒热，虽有寒热而又有汗出，知正虚邪凌，不需疏表。因而只予白术，且重用以健脾益气。正气得复，则疟邪与寒邪必随汗而自消散矣。

文末"如此者多，但药略有加减耳"，说明此类治法是丹溪先生经常使用的方法，虽然药物略有加减，但大法不变，意为这里存在一个培补正气、养正邪自去的总原则。这一点正体现了中医体质学说的重要意义，值得我们深思。

另，这里尚有一疑问：丸散本用于有形之邪，本案既然以补气为治，何以用水丸而不用煎剂？盖"禀壮味厚"者，平素痰湿久蕴可知，故感风邪即发为疟证。既病之后，"先生教以却欲食淡"，不听，是以知其痰湿复聚，故用白术为丸，既以健脾，亦以祛痰燥湿也。"令其饥时且未与食"，即饥饿时勿进食而服药，以此时留出胃气以助药力，则痰湿疟邪易化于无形也。

46. "浦江洪宅一妇"案

浦江洪宅一妇，病疟三日一发，食甚少，经不行已三月。丹溪诊之，两手脉俱无，时当腊月，议作虚寒治，以四物加附子、吴萸、神曲为丸。心疑误，次早再诊，见其梳妆无异平时，言语行步，并无怠倦，知果误矣，乃曰：经不行者，非无血也，为痰所碍而不行也。无脉者，非气血衰而脉绝，乃积痰生热，结伏其脉而不见尔。以三花神佑丸与之，旬日后，食稍进，脉渐出，但带微弦，疟尚未愈，因谓胃气既全，春深经血自旺，便自可愈，不必服药。教以淡滋味节饮食之法，半月而疟愈，经亦行。（《古今医案按·卷三·疟》）

按： 饮食极少，当为脾胃气虚。然气虚者必倦怠乏力，再察之，言语行步无异于常，则非气虚矣。再征之两手脉俱无，实为伏脉，可知痰阻经脉无疑。无脉者，伏痰极深，非寻常豁痰化痰之品可疗者，故径用三花神佑丸攻痰逐水。连用一月后脉方俱出而病尽愈。值春深万木繁茂之时，阳气日盛，况"大毒治病，十去其六"，故停药，半月后果愈。三花神佑丸由芫花、甘遂、大戟、黑丑、轻粉、大枣六味组成，为刘河间方。前人谓本方由十枣汤"加牵牛、大黄，大泻气血之湿；加轻粉无窍不入，以去痰积"（《成方切用》），可以参考。

47. "一老人患疟半载"案

一老人患疟半载，脉之两尺俱数而有力，色稍枯。盖因服四兽饮等剂，中焦湿热下流，伏结于肾，以致肾火上运于肺，故疟嗽俱作。用参、术、芩、连、升

麻、柴胡调中，一二日与黄柏丸服之。两夜梦交通，此肾中热解，无忧，次日疟嗽顿止。（《丹溪治法心要·卷一》）

按： 四兽饮为六君加乌梅、草果、生姜、大枣。该方功效为和胃消痰，温中舒郁。主治"气虚致疟及久疟气虚，面黄肌瘦，以及生冷不节，饱食伤胃而成下利。"方中乌梅有补肝体而泻肝用的作用。然酸敛亦有收涩之弊。若中焦平素蕴湿者，即可将湿浊敛降于下焦，伏结于肾。肾火上扰于肺则嗽，原来潜藏于半表半里之疟益无发泄出路矣。脉有力为实，现于两尺则为湿热结于肾，色枯为高年气虚之象。方用补中益气汤，去中焦药当归、陈皮、甘草，易以黄芩清肺，黄连清肝，缘肝肾均属下焦，肾火之上扰，由肝火上逆而刑金也。又与黄柏丸（即潜行散改丸）以祛下焦湿热，改丸者，取沉降之义。"梦交通"即因梦交而遗精，为心火下降、相火得泄之象，故曰"肾中热解，无忧"。

48. "一富人年壮病疟"案

一富人年壮病疟，自卯时寒至，酉时方热，至寅初方休，一日一夜，止苏一时。因思必为入房感寒所致，及问之，九月暴寒，夜半有盗，急起，不着中衣，当时足即冷，十日后疟作。盖足阳明与冲脉合宗筋，会于气街，入房太甚，则足阳明冲脉之气皆夺于所用，其寒乘虚入中，舍于二经所过、胫所会足上，于是二经之阳气益衰，不能渗荣其经络，故病作，卒不能休。乃用人参、白术大补，附子行经，加散寒之药以取汗。数日不得汗，病如前。因悟足道远，药力难及，用苍术、川芎、桃枝煎汤，以器盛之，浸足至膝，一食顷，以前所服药饮之，其汗通身大出，病即已。（《古今医案按·卷三》）

按： 十二地支在一昼夜的划分，寅时又称平旦、黎明，为夜与昼的交点，又为阴尽阳生之时。卯时又称日出、日始，为阳气主一日的开始，故卯为"四正时"之一。宗筋属于阳明，冲脉为十二经脉气血运行的聚会之所，而冲脉隶属肝肾，并与阳明交会于足之隐白穴。房劳过度则阳明与冲脉空虚，易于招致外邪。夜半急起，不及穿衣，当时自觉足冷者，盖寒邪自隐白穴入于阳明与冲脉。而二经之阳气平素已经虚弱，于是每于卯时二经的阳气无以升发灌注于诸经脉，则恶寒，直至午后酉时阳明主气方发热，又至寅时一身阴尽阳生之际，阳明郁热随之自然消散。由寅至卯，中间只有一个时辰发热歇止。东垣谓："寒疟属太阳，当汗。"故用益气温经、鼓舞肾阳法加散寒之药以发汗，然仍未得汗，因推求病机及其寒邪所入之处，以苍术、川芎、桃枝温经宣散，浸足而汗出得愈。

49. "一男子年二十岁"案

一男子年二十岁，因连夜劳倦不得睡，感寒嗽痰，痰如黄白脓，嗽声不出。时初春大寒，与小青龙汤四帖。觉咽喉有血丝腥气逆上，血线自口中左边一条，顷遂止。如此每昼夜十余次。其脉弦大散弱，左大为甚。人倦而苦于嗽，予作劳倦感寒。盖始因强与甘辛燥热之剂，以动其血，不急治恐成肺痿。遂与人参、黄芪、当归身、白术、芍药、陈皮、炙甘草、生甘草、不去节麻黄，煎熟，入藕汁治之。两月而病减嗽止。却于前药去麻黄，又与四帖而血止。脉大散尚未收敛，人亦倦甚食少。遂于前药去藕汁，加黄芩、缩砂、半夏，至半月而安。（《丹溪治法心要·卷一》）

按： 何以知本案感寒未解？盖以脉虽散弱而有弦大之象也。虽然痰黄白如脓，而不认为肺火热嗽者，以其寒邪外束，导致内热闭肺。肺热由于寒闭也。脉"弦大散弱"者，当为初取弦大，久候转为散弱无力，则知气血耗散无疑，宜柔润益气兼辛温宣散寒邪法。故以人参、黄芪、当归、白术、芍药、炙甘草补益气血，生甘草清火，陈皮化痰，麻黄不去结以发汗，加入藕汁凉血敛血。服至两月而嗽止，遂去麻黄之发散，再进四帖后血止。而脉散大仍然未敛，"人亦倦甚食少"，知倦甚非尽为气虚，亦为肺热，于是再加黄芩清肺，缩砂、半夏化痰降气，又至半月而方安。由此可知内热久郁，非可速效也。

寒邪外闭，肺热内郁则身倦，如《伤寒论》第39条："伤寒，脉浮缓，身不疼，但重，乍有轻时，无少阴证者，大青龙汤发之。"亦可见于温病之倦怠嗜睡，湿热病之身体沉重，疫证之身重如山等。表邪内陷、阳陷于阴以及阴虚阳陷均可有身倦症状。总之，由于火郁导致的身倦甚为常见，非可一概认作气虚也。

50. "一膏粱妇人积嗽" 案

一膏粱妇人积嗽，面青黄带白瓜路，脑下有块，发即吐，嗽而喘，面足腹肿膨极，带痰血。此胃中清血因热蒸而出，瘦人大率不好。贝母、瓜蒌、陈皮、白术、茯苓、木通、生甘草、香附、南星、山栀、黄芩、知母、青皮。（《丹溪治法心要·卷一》）

按： 面色青黄，为土败木贼之象。"白瓜路"，路即络，指如白瓜表面的条纹状，同时脑项后皮下结块，为痰饮气滞。因平素膏粱厚味而阵发痰喘，痰中夹血，故认为热蒸胃络而血出，其热在胃。肥人气血有余者易于治疗；瘦人气血衰少，必然难愈。此案膏粱厚味，胃热纳健，显然为肥盛人。方中以黄芩、知母清肺胃郁热，山栀、生甘草、木通凉血泻火，导热下行。贝母、瓜蒌、陈皮、南星化痰降气，青皮、香附疏肝理气。胃火炽盛，故不用参，只用一味白术补土扶正。

又，本案已成鼓胀，故先治其标，只用一味白术培土，余药治其痰喘夹血。若痰喘夹血消减以后，自当攻补之中再予增损，以图根本。

51. "一人因吃面遍身痛" 案

一人因吃面遍身痛，发热咳嗽有痰。苍术一钱半，半夏一钱，陈皮一钱，羌活、茯苓、防风、黄芩、川芎，以上各五钱，甘草三钱，右作一服，姜三片煎，半饥半饱时服。（《丹溪治法心要·卷一》）

按： 江南人畏食面条，盖面食属湿黏甘腻之物，所伤者属于湿邪而发热属于风邪侵袭，束闭肌表。故以苍术、半夏、陈皮、茯苓化湿祛痰；不用消导之品者，以表证未解，若用消导法，必然耗伤胃气，易于引邪深入，不利于鼓舞正气而疏风解表也；羌活、防风祛风散湿，发汗解表；川芎通络止痛；黄芩清肺退热；甘草补脾益营，以助发汗。值得注意的是，本方主次分明。半夏、苍术、陈皮均用量甚轻，以免耗伤胃气，致气机内趋。羌活、防风、川芎均重用五钱，以求速战速决。只作一服，以发汗为目的可知。发汗剂本宜空腹服用而力专，况本案脾胃为湿邪所困，胃气已经不足，若空腹服之，无谷气助汗，势必气馁。故于半饥半饱间，尚存留胃气之时以助药力。

丹溪疗病，每战必胜，志在必得，其用药之精细讲究，由此可见一斑。

52. "一男子七十九岁"案

一男子年七十九岁，头目昏而重，手足无力，吐痰口口相续。左手脉散大而缓，右手脉缓而大，不及于左，重按皆无力。饮食稍减而微渴。大便三四日一行。若与风药，至春深必死。此大虚证，当以补药作大剂服之。与黄芪、人参、当归身、芍药、白术、陈皮浓煎作汤，使下连柏丸三十丸。服一年半，精力如少壮时。连柏丸冬加干姜少许，作令药，余三时皆依本法。连柏皆以姜汁炒，为末，用姜汁糊丸。(《丹溪治法心要·卷二》)

按： 年高则气虚，此为基本看法。气虚则不能化水，故痰饮内生，吐痰口口相续。痰多者，脾气大虚，不能为胃行津液，胃脘水湿聚而为痰。"若与风药，至春深必死。"春深者，木火主气旺盛之时。若与疏散发泄之药，正气复耗，必然木横土败而死。然头目沉重与寻常气虚之头晕又有不同，前者属于伏热。况气虚者本应纳差少食，而此案仅"少减"。又，气虚者当口淡不饮，而此案反"微渴"。气虚者应大便或溏薄或干燥，而此案则大便三四日一行。可见气虚之中又有热邪内伏无疑也。再证之以脉，两手脉虽皆缓大，而左手稍大于右。大为虚，缓为郁滞，左大于右则肝胆尚有伏热之象。故以黄芪、人参、当归、芍药、白术、陈皮补气益血，伍以黄连、黄柏二味为丸，使有形之药沉降下焦，以清泻气分血分郁热。二味以姜汁炒，复以姜汁糊丸者，丹溪《本草衍义补遗》谓："黄连以姜汁炒，辛散除热有功。"原文"作令药"，疑当为"作冬令药"，缺一"冬"字。大凡气虚尿频，宜于补气药中少佐温升，尿不频者则兼血虚，宜佐当归、芍药。尿短者兼阴津虚少，宜佐生地、麦冬、芍药类。

临证所见，气虚与火郁均有身倦无力表现。若虚中伏火，每易忽略伏火因素。如"再障"的中医治疗，前人只讲气虚，往往愈治愈危。近二十年来方有人指出，此病热证亦属常见，并提出相应治法，疗效得以显著提高。伏火身倦，临床甚为常见，并不限于"再障"。丹溪此案，很有现实意义，读者勿忽视。

53. "一男子年近三十"案

一男子年近三十，厚味多怒。秋间，于髀枢左右发痛，一点延及膝髌，昼静夜剧，痛处恶寒，口或渴或否。医与治风并补血药，至次春，膝渐肿痛甚，食渐减，形羸瘦。至春末，膝渐肿如碗，不可屈伸。其脉弦大颇实，率皆数短，其小便必数而短。遂作饮食痰积在太阴、阳明治之。半夏五钱，黄柏一两酒炒，生甘草梢三钱，苍术三钱盐炒，川芎三钱，生犀角屑三钱，陈皮、牛膝、木通、芍药，以上五钱。遇暄热加条芩二钱。上为末，每服三钱重，与姜汁同研细适中，以水汤起令沸，带热食前服之，一日夜四次。与之半月后，数脉渐减，痛缓，去犀角，加牛膝、败龟板半两，当归身尾半两，如前服之。又与半月余，肿渐减，食渐进，不恶寒，唯膝痿软，未能久立久行。去苍术、黄芩，时夏月，加炒柏至一两半，余依本方内加牛膝，春夏用梗，秋冬用根，唯叶汁用尤效。须绝酒肉、湿面、胡椒。中年人加生地半两，冬加茱萸、桂枝。(《丹溪治法心要·卷二》)

按：味厚则易积聚痰湿，多怒则肝火内伏。故脉弦大实短数，弦大数为肝火，短为气滞。以病"在太阴、阳明治之"者，两髀属脾，膝属胃；食减为胃虚，形瘦为脾虚。故以半夏、苍术、陈皮祛痰化湿；黄柏、犀角凉血清肝；川芎、牛膝、木通通络；用芍药者，以脉大形瘦、阴血不足之故。暄热指气温升高，加黄芩以清肺火。

所宜留意者，临证所见长期存在的数脉，若非阴虚火旺，便是风邪内陷，久而化热，伏热难解。虽多数不难治疗，而病因深远者，每多难退。本案即属此种情形。若数脉不除，虽暂愈，亦必不日反复，盖以伏邪为尽也。故本案以退数脉为急务，"与姜汁同研细适中，以水汤起令沸，带热食前服之"者，临服时加姜汁同研，反佐黄柏、木通苦寒之品以宣散痰湿，温通经筋；其药趁热空腹服之者，取其温通力专；日夜四服者，取其药力相续不衰。而连服半月，数脉始减，可见其治实非易事，亦可见有其实践经验寓于其中也。

54. "一人面上才见些少风"案

一人面上才见些少风，如刀刮者，身背皆不怕冷。能食，脉弦，起居如常。先以川芎、桔梗、生姜、山栀、细茶。吐痰后，服黄连导痰汤。（《丹溪治法心要·卷二》）

按：全身并不冷，独面部畏风，病位在阳明经脉无疑。胃热则能食，非卫衰阳虚纳差者比；起居如常，非气虚比；脉弦，为痰火，为风。先用吐法者，涌泄痰涎之中即寓发汗之义，发汗又可以宣通经脉。方用川芎祛风温升，桔梗载药上行，山栀、细茶味苦，解热以助涌泄，生姜通阳散饮。吐后再服黄连导痰汤以善其后。

55. "一人湿热劳倦新婚"案

一人湿热劳倦新婚，胸膈不快，觉有冷饮。脉涩大，先多得辛温导散药，血气俱伤。苍术、半夏、白术、陈皮，以上五钱，白芍药六钱，龟板七钱半，炒柏一钱半，黄芩三钱，砂仁、甘草各一钱。上末之，炊饼丸，食前姜汤下四五十丸。服后膈间冷痰未除，用小陷胸汤加少茱萸作向导，为丸服。（《丹溪治法心要·卷二》）

按：本案原文所说的"湿热"，是指平素脾胃久蕴湿热。"胸膈不快"，是指湿热凝结为痰饮。"觉有冷饮"即常咳吐凉痰。本案为湿热劳倦与肾虚水泛的脾虚兼痰火证。因前医过用辛温药剂，导致气血俱伤，故脉涩大。大为痰火，涩为阴血虚。因而以白术益气健脾，白芍、龟板、甘草滋阴和血，苍术、半夏、陈皮、砂仁化痰散湿，黄芩清热。全方药量共四两，若以每日口服八十至一百丸（约一两）计，可服四日。"服后膈间冷痰未除"，应当是湿热已减，但仍咯吐凉痰，于是改小陷胸汤加吴茱萸以豁痰降气，清理残邪。此案无甚曲折，首尾似不完整，当为示范此类病症的治法。丹溪医案大部分都为讲授时示范举例，而由其弟子记录传世，故有此类的不完整现象，但本案对于痰饮的治疗方法亦不无借鉴意义。

56. "一子二岁" 案

一子二岁，患痰喘，见其精神昏倦，病气深，决非外感，此胎毒也。盖其母孕时喜食辛辣热物所致，勿与解利药。因处以人参、连翘、芎、连、生甘草、陈皮、芍药、木通煎，入竹沥，数日安。（《丹溪治法心要·卷二》）

按：此案以痰喘而同时见其昏倦深重，故径直断为胎毒伏热，正与前面第52案郁热则身倦理同。"解利药"指攻下剂。本病既然为胎毒外发，仅攻下无益也。方中以人参扶正，连翘辛凉清解热毒，黄连、木通苦寒清心泻火，芍药、甘草和血益阴，川芎祛风，陈皮理气化痰。全方不用一般治疗咳喘之药而喘意得愈，亦为丹溪治病求本的特点之一。

57. "一老人呕痰胸满" 案

一老人呕痰胸满，寒热，因伤食起，用二陈导饮，白术补脾，柴胡、黄芩退寒热，苍术解表寒，砂仁定呕下气。（《丹溪治法心要·卷二》）

按：呕痰胸满为痰饮内停，故以二陈汤祛痰理气；因有寒热，加柴胡、黄芩以清热提邪；年迈则脾虚，加白术健脾益气；呕吐，加砂仁止呕下气；内有痰湿，外有寒热，发汗则表解热退而湿邪亦有散发之机，故以苍术发汗燥湿。大凡湿邪为患而又有表证者，丹溪均用苍术解表发汗散湿，此为其用药特色。《本草衍义补遗》云：苍术"气味辛烈，发汗尤速"，可知丹溪对于苍术的认识与用药依据。

58. "一老人年七十" 案

一老人年七十，面白，脉弦数，独胃脉沉滑。因饮白酒作痢，下血淡水脓，腹痛，小便不利，里急后重。以人参、白术为君，甘草、滑石、槟榔、木香、苍术为佐，下保和丸二十五丸。第二日证减，独小便不利，只以益元散，服之效。

（《丹溪治法心要·卷二》）

按：已知"因饮白酒作痢"，证之以右关脉沉滑，则中焦湿热内聚而气滞可知矣。独者即寓短义，故云气滞。年老面白为气虚，故以人参、白术为君；"下血淡水脓"，则湿重于热可见，故复以苍术化湿；小便不利且里急后重，为湿热结滞，再以滑石利湿，滑利浊垢；槟榔下气；木香温散止痛；甘草缓急。再伍以保和丸清热消积，以祛有形之脓血。复诊诸证大止而独小便不利，仅用益元散利湿而清解余热。

59. "一男子因辛苦发热" 案

一男子因辛苦发热，腰脚痛，吐泻交作，以白术二钱，人参一钱，滑石二钱，木通一钱半，甘草半钱，陈皮二钱，柴胡一钱。（《丹溪治法心要·卷二》）

按：以方测病，此案当为暑热证，而且以泻为主。因有劳累史，故以白术、人参为君；滑石合甘草即六一散，与木通导热下行；陈皮理气和胃。

有劳累史即用人参、白术为君，可知凡病史牵涉体质者，如本案，均在辨证用药方面具有重要意义。

60. "东易胡兄年四十余" 案

东易胡兄年四十余，患痢病已百日，百药不效。时九月初，其六脉急促沉弦细弱，左手为甚。日夜数十行，视瘀物甚少，唯下清滞，有紫黑血丝，食全不进。此非痢，当作瘀血治之。问：瘀血何由而致？如饱后急走，极力叫骂，殴打颠仆，多受疼痛，一怒不泄，补塞太过，火酒火肉，皆能致之。盖此人去年枉受杖责，经涉两年，有此瘀血。服药后得瘀血则生矣。遂以乳香、没药、桃仁、滑石佐以木香、槟榔，以曲糊为丸，米汤下百余粒，夜半又不动。又依前法下二百粒。至天明大下秽物，如烂鱼肠约一二升，困顿终日，渐与粥而安。（《丹溪治法心要·卷二》）

按：此案诊断与治疗之得手处，在于"去年枉受杖责"以及百药不效之病史，至于大便下清滞夹紫黑血丝而并无脓血，则为寻常久痢脾虚寒湿亦有之现象，未可作为瘀血确证。文中所言瘀血形成的病因"如饱后急走，极力叫骂，殴打颠仆，多受疼痛，一怒不泄，补塞太过，火酒火肉，皆能致之"，值得注意，并可以作为我们诊治此类疾患时的参考。本案用丸剂者，以有形质之药物祛除有形质之病邪，与抵当丸、桂枝茯苓丸、大黄䗪虫丸同义，亦仲景旧法。乳香、没药为外伤常用之芳香入络、活血化瘀药物，本案病机因于外伤，故亦用之。

61. "有一人年六十"案

有一人年六十，忧患，滞下褐色，腹微痛，后重频并，食大减，身微热。脉弦而涩，似数稍长。非滞下，乃忧患所致，心血亏、脾弱也，以四物、四君合而治之愈。（《脉因证治·卷上》）

按：此案关键在于有忧患病史，忧患思虑则伤脾，脾主营血，又主升清，故而气血亏虚；再结合食大减，为脾胃气虚；滞下褐色不鲜，腹微痛而不甚胀痛，后重频并即虚坐努责，而不是急迫重坠，身虽微热而并无脉之热象，无一不是气虚，故断为气血虚弱。方以四君补气，合四物补血，其中川芎又可调气疏肝。

62. "有一人年三十"案

有一人年三十，奉养后秋间患滞下，腹大痛，左脉弦大似数，右脉亦然，稍减，重取似紧。此乃醉饱后吃寒凉，当作虚寒治之。遂以四物、桃仁、红花去地黄，加参、术、干姜，煎入姜汁、茯苓，一月安。（《脉因证治·卷上》）

按：此案为平素厚味而患虚寒证的治疗组方示例。

下痢而腹大痛，非寒莫属。征之以脉，左弦大，重取则紧，大为虚，弦紧为寒，故以虚寒断之。方以人参、白术、干姜温脾通阳，当归、白芍、川芎、桃仁、红花和血行气，姜汁、茯苓后下，姜汁润便通阳，茯苓降胃渗湿以为向导。

63. "一人饥饱劳役成呕吐病" 案

一人饥饱劳役成呕吐病，时作时止，吐清水，大便或秘或溏，腹痛上攻心背，脉弦。白术一两半，山栀一两（用茱萸二钱炒，去茱萸不用），黄连一两（用茱萸二钱炒，去茱萸不用），神曲、麦芽、桃仁各一两（去皮，用巴豆二十粒炒，去巴豆不用），姜黄、杏仁各一两（去皮，用巴豆二十粒炒，去巴豆不用），蓬术一两（用巴豆二十粒炒，去巴豆不用），香附一两，三棱一两（用巴豆二十粒炒，去巴豆不用），白豆蔻、砂仁、木香、莱菔子、陈皮，以上各五钱，南星一两（姜制），山楂一两，大黄一两（蒸），青皮五钱。上末之，姜汁炊饼丸，每服二三十丸。（《丹溪治法心要·卷二》）

按：饥饱劳役，反复呕吐，则脾胃大虚。呕吐清水为寒饮。大便或秘或溏，则虚中夹实矣。实邪者，寒饮积滞及久郁积热。故以白术补脾，山栀下行以清热利湿，佐金丸伐肝降逆止痛，三棱、莪术、香附、木香、青陈皮、姜黄破气疏土，南星、白豆蔻、砂仁、生姜化湿和胃，杏仁降气止痛，神曲、麦芽、莱菔行积导滞，桃仁去瘀生新，巴豆辛热以宣通寒凝。《明医杂著·心腹疼痛》云："但治心腹久痛，须于温药内加苦寒咸寒之药，温治其标，寒治其本也"，可为本案用药的诠释。

64. "一男子壮年" 案

一男子壮年，食后必吐出数口，却不尽出。膈上时作声，面色如平人。病不在脾胃而在膈间。问其得病之由，乃因大怒未止辄吃面，即有此证。盖怒甚则血郁于上，积在膈间，有碍气之升降，津液因聚而为痰为饮，与血相搏而动，故作声也。用二陈加香附、莱菔、韭汁服一日，以瓜蒂散、酸酱吐之。再一日，又吐，痰中见血一盏，次日复吐，见血一钟，乃愈。（《丹溪治法心要·卷三》）

按：前第60案云："瘀血何由而致？如饱后急走，极力叫骂，殴打颠仆，多受疼痛，一怒不泄，补塞太过，火酒火肉，皆能致之。"本案即属于一怒不泄所致。"却不尽出"者，气梗膈间，进出不畅。"大怒未止辄吃面，即有此证"者，怒则血随气逆，郁积于上，复吞咽食物，必损伤血络，伤血络则郁积于其所。膈上有形之郁积梗阻，故时时作声。故以二陈汤加香附、莱菔子宽胸降逆化痰。后以瓜蒂散、酸酱催吐二日，见血而愈。

65. "一中年人中脘作痛" 案

一中年人中脘作痛，食已则吐，面紫霜色。两关脉涩，涩乃血病也。因跌仆后中脘即痛，投以生新推陈血剂，吐片血碗许而愈。(《丹溪治法心要·卷三》)

按：此案以脘痛跌仆病史，参之以面紫霜色、脉涩，断之为瘀血阻塞于胃脘。可知丹溪诊病，首病史，后证候，末脉象。后人盛赞《脉因证治》一书以脉为首，其实这本书的脉因证治的排列次序只是叙事的顺序，并非诊断治疗的先后次序，以此论断并非丹溪本意也。

66. "一妇人因七情咽喉有核如绵" 案

一妇人因七情，咽喉有核如绵，吐不出，咽不下。及两胁心口作痛，饮食少，胎已三月矣。用香附、砂仁、茯苓、陈皮各二钱，麦冬、厚朴、白术、人参、甘草各五分，枳壳、芍药、白豆蔻各八分，竹茹二钱，姜五片，煎服。心痛不止，加草豆蔻。(《丹溪治法心要·卷三》)

按：咽喉有核如棉絮，吐之不出，咽之不下，此为七情致病、气逆不降的常有症状。两胁心口作痛，为痰气阻滞于胃脘所致，故纳呆食少。因胎已三月，乃相火主事之时，故以温胆汤去半夏之毒性以清胆化痰，麦冬清心除烦，香附疏肝，厚朴、豆蔻化湿和胃，砂仁安胎下气，人参、白术、芍药益气养阴健脾，以顾护胎元。

67. "一人气弱" 案

一人气弱，腹膨浮肿，用参、归、茯苓、芍药各一钱，白术二钱，川芎七分半，陈皮、腹皮、木通、厚朴、海金沙各五分，紫苏梗、木香各三分，数服后，浮肿尽去，余头面未消。此阳明气虚，故难得退，再用白术、茯苓。(《丹溪治法心要·卷三》)

按：以方测证，本证当为脾虚营亏而湿热内聚，水湿泛滥，故以八珍汤去地黄、甘草之滋腻，加厚朴、紫苏梗、陈皮、木香行气除湿，大腹皮理气降气，海金沙清热利湿，木通清心利尿。不用苍术而用白术者，凡湿郁而须发汗者，即用苍术，凡湿郁而不须发汗者，则用白术。丹溪认为，白术、苍术均有健脾之功，而化湿之力相近，但后者尚有发汗之力，故有此用法。本方以健脾益气为主，行气化湿为佐，其分量主次分明，且每味药量均较轻。凡脾胃虚则药量宜轻，实证宜重，其道理在于，药物与水谷一样，均须经胃气腐熟运化，自然要消耗胃气。这是中医传统临床处方的基本知识，非独丹溪心法也。

68. "一人嗜酒" 案

一人嗜酒，病疟半年，患胀，腹如蜘蛛。一人嗜酒，便血后患胀，色黑而腹大，形如鬼状。上二者，一补其气，一补其血，余药大率相出入，而皆获安。(《丹溪治法心要·卷三》)

按：此二案略去四诊的大部分细节，很值得玩味。

同为嗜酒，即长期饮酒，致使损伤脾胃。一病疟半年，反复寒热，然后转为鼓胀，故断为脾胃气虚。另一便血后转为鼓胀，兼之色黑，故断为血虚。因而前案治之以补气法，后案治之以补血法，而均获痊安。盖酒性虽损伤脾胃，而病机又因人而异，有气虚寒湿与血虚湿热之不同。气虚者多兼有寒湿，即叶天士所谓"络虚为胀"之类。血虚者多兼有湿热，这一类最为常见。无论寒湿或湿热，久之均可湿阻气滞，发为鼓胀。化湿理气为治标，而补气养血为治本之法。

此二案虽简短，而其中所指出的病史重于四诊之诊断原则，应予重视。

69. "一妇人死血食积痰饮成块" 案

丹溪治一妇人，死血食积痰饮成块，或在两胁动作。腹鸣嘈杂，眩晕身热，时发时止。用黄连一两（用茱萸、益智各炒其半，去茱、益不用），香附（童便浸）、楂肉各一两，萝卜子一两五钱，三棱、莪术（俱醋煮），桃仁（留尖去皮），青皮、麦芽曲、山栀、台芎各五钱，炒为末，炊饼丸服。（《古今医案按·卷八·积块》）

按：本案症状为体表结块，伴有腹鸣嘈杂、眩晕、身热，时作时止，两胁积块随呼吸上下活动。病机为死血、食积、痰饮。眩晕身热为积聚既久，内有伏热，故以黄连清脾胃伏火，栀子清心肝郁热，以吴茱萸、益智仁炒，取其辛散开胃燥湿，川芎、香附疏肝理气，莱菔子化痰降气，山楂活血消积，麦芽消食化滞，三棱、莪术理气化瘀破积，桃仁去瘀生新，青皮疏肝破气，消积化滞。蒸饼丸服者，以本病属于有形之质，必以有形之药物消之磨之方可痊愈。

70. "一人年六十" 案

一人年六十，因坠马，腰疼不可忍。六脉散大，重取则弦小而长，稍坚。此有恶血，未可逐之。且以补接为先，以苏木煎参、归、芎、陈皮、甘草服之。半月后，脉渐敛，食渐进，遂以前药调下自然铜等药，一日而安。（《丹溪治法心要·卷三》）

按：痛剧者脉本当沉紧，而此案却六脉散大，散大者近于虚洪，而较虚洪更不耐按，为气虚涣散不收摄之象。重取则弦小长坚，正为疼痛兼瘀血凝聚之证。因为气虚甚，不可破瘀耗散，故以人参、甘草补气益血，当归、川芎和血，陈皮理气。半月后，脉敛食进，胃气渐充，仍用本方冲服活血化瘀散剂。前者用汤，取其"以气补气"而力宏，后者用散，取其可以消磨有形之瘀结也。

痛证本来应该脉象沉紧，血瘀应该脉涩，可是不幸的是，这位患者却偏偏出现散大脉象，于是单纯的活血化瘀方法便无法付诸实施了。那么，在这样的情况下究竟应该怎么办？这就是我们在临床上必须辨证论治的基本理由。如果以为在临床上有一病便必然有一证，而有一证又必然相应地有一方，一切都是处于书本上的理想状态，只需要按照预定程序操作即可，那就想得太简单了。我们必须坚持辨证论治、审证求因的中医传统方法论，才能够不断提高疗效。本案正可以说明这一点。

71. "一老人心腹大痛" 案

一老人心腹大痛而脉洪大，虚痛昏厥，不食。不胜攻击者，四君子汤加当归、麻黄、沉香。（《丹溪治法心要·卷四》）

按：痛脉本应弦紧，反而洪大者，因气血虚弱，无力运行，脉气无力而呈现弦紧之势也。本方以四君益气，沉香降气，当归和血润燥，麻黄温而不燥，以通经止痛。凡脉象弦、紧、细、弱之类，为阳气虚弱或阴寒过盛，用药忌柔润，宜刚燥，以辛热宣通，开结破阴；凡脉象洪、大、虚、散之类，多为血燥气虚之体，用药忌刚燥，宜柔润，以温养收摄，润燥益营。病机与治疗用药的这种关系，就是前人所谓的刚柔之辨，喻嘉言在《寓意草》中曾有具体论述，也是辨证论治的一个重要内容。

72. "一男子忽患背胛缝有一线疼起" 案

一男子忽患背胛缝有一线疼起，上跨肩，至胸前侧胁而止。其疼昼夜不歇，不可忍。其脉弦而数，重取大豁，左大于右。夫胛，小肠经也；胸胁，胆也。此必思虑伤心，心上未病，而腑先病也。故痛从背胛起，及虑不能决，又归之胆，故痛上胸胁而止。乃小肠火乘胆木，子来乘母，是为实邪。询之，果因谋事不遂而病。以人参四钱，木通二钱，下龙荟丸，数服而愈。（《丹溪治法心要·卷四》）

按：病发于急骤，是为实证。胸胁前为胆经所过，胛属小肠经。脉左手弦数为火，重取大豁，则心肝血虚而火盛。故重用人参以养心补血，当归龙荟丸苦寒直折心胆火邪，木通引热下行，以泻火腑郁热。

又按：此类病症临床并不少见，笔者所历，尚有肩胛疼痛同时引起小腹疼痛或小便淋漓者，其病机无非心病归之于胆经、小肠经所致，均以苦寒直折心胆热邪，伍以补心或通络法获愈。

73. "一饮酒人胃大满" 案

一饮酒人胃大满，发热，夜谵语，类伤寒，右脉不如左大。补中益气汤去芪、柴胡、升麻，加半夏。以芪补气作满，柴胡、升麻又升，故去之。服后病愈，因食凉物心痛，于前药加草豆蔻数粒。（《丹溪治法心要·卷四》）

按：夜热为外邪化热，内陷于阴分，应该用补中益气汤升阳提邪。左手脉大者当补气血，而胃大满，又不宜于甘温壅补升提，故以原方去黄芪、升麻、柴胡，以人参、白术、甘草、陈皮、当归补脾益营。后因食凉物致使脘痛，加草豆蔻温阳行气降气，此东垣常用之法。此案用药之宜柔忌刚，正与第70案、71案相同，可以对照参看。

又，黄芪不可用于脘腹胀满，亦不可一概而论。若左手脉洪大中复有涣散之象者，张石顽谓宜用黄芪、肉桂二味，一补一散，方为相宜。余亦历试不爽。

74. "一男子年三十六" 案

一男子年三十六，业农而贫。秋深忽浑身发热，两臂臑及腕、两足及胻皆痛如锻，日轻夜重。医加风药则愈重，血药则不效，以待死而已。两手脉皆涩而数，右甚于左。其饮食如平日，因痛而形瘦如削。用苍术一钱半，生附一片，生甘草二钱，麻黄五分，桃仁九个（研），酒黄柏一钱半。上作一帖，煎入姜汁些少，令辣。服至四帖后，去附子加牛膝一钱重。八帖后，气上喘促不得睡，痛却减，意其血虚，必服麻黄过剂，阳虚祛发动而上奔，当补血而镇之。遂以四物汤减芎，加人参五钱，五味子十二粒。以其气酸，收敛逆上之气，作一帖，服至二帖喘定而安。后三日，脉之数减大半，涩如旧。问其痛，则曰不减，然呻吟之声却无。察其气似无力，自谓不弱。遂以四物汤加牛膝、白术、人参、桃仁、陈皮、甘草、槟榔、生姜三片，煎服至五十帖而安。复因举重，痛复作，饮食亦少，亦以此药加黄芪三钱，又十帖方痊愈。（《丹溪治法心要·卷四》）

按：业农且病发于深秋，气虚血弱而暑湿为发病之因可知矣。浑身发热，日轻夜重，为热邪陷于阴分。脉两手涩数者，血燥邪阻之象。右甚于左者，病机深入邪伏之征。饮食如常者，血虚热伏，邪未及于脾胃也。故首以苍术伍麻黄、姜汁通阳燥湿，黄柏、生甘草清阴分伏热，桃仁通络活血，附子通阳止痛。全方峻药轻投，以免损耗血气。服四剂后去附子，恐多用耗血，另加牛膝引诸药下行。八剂后喘促不得眠，必以前曾过服麻黄，而现只用麻黄五分，故不必减去。改四物汤减川芎之升窜，加人参、五味子以补血敛降。三日后脉数减半，知伏热渐解，又改四物汤加人参、白术、陈皮、甘草健脾养血，桃仁、牛膝活血通络，槟榔导湿下行。本案形瘦如削，似阴虚血虚，而前医曾经用补血药不效，丹溪谓由疼痛所致。盖疼痛不止则耗散正气，气虚则形渐瘦削，非独血虚可以导致形瘦也。

75. "一女子十七八岁发尽脱"案

丹溪治一女子，十七八岁，发尽脱，饮食起居如常，脉微弦而涩，轻重皆同。此厚味成热，湿痰在膈间，复因多食酸梅，以致湿热之痰随上升之气至于头，熏蒸发根之血，渐成枯槁，遂一时脱落。治须补血升散，乃用防风通圣散去硝，唯大黄酒炒三次，兼以四物，合作小剂与之。月余诊其脉，知湿热渐解，乃停药。淡味二年，发长如初。（《古今医案按·卷七·发脱眉落》）

按："饮食起居如常"，排除了虚证的表现。脉象弦涩，弦为饮为痰，涩则瘀滞不畅之象，乃由于多食厚味甘酸，酿成湿热痰饮，蕴为邪热，熏蒸发根，遂成枯落。于是用防风通圣散清热宣散法，去芒硝之咸寒导引下行，大黄酒炒以缓其攻下之力，伍以四物汤，小剂长服，宣泄皮毛间邪热，清泻脾胃湿热痰饮。

76. "一妇人痞结"案

一妇人痞结，膨胀不通，坐卧不安，用麦芽末，酒调服，良久自通。(《丹溪治法心要·卷四》)

按：江南人习于食米，畏于面食，此案当为伤于面食所致之痞结。麦芽，《本草衍义补遗》谓其"化宿食，破冷气，去心腹胀满"，可知其功效。酒调服者，酒性辛热，以助其开破之力。

77. "一妇人虚羸"案

一妇人虚羸，盗汗恶寒，用吴茱萸鸡子大，酒三升浸半日，煮服。(《丹溪治法心要·卷四》)

按：盗汗为心下停饮所致，饮聚则卫气郁滞，不能行护卫肌表之功，故而汗出不摄，盖"卫出中焦"之故也。《伤寒论》治疗饮证有苓桂术甘汤、茯苓甘草汤、小半夏汤、五苓散等诸法。本案形体虚羸，则非形盛色白之痰饮素盛者比。虚羸者阴虚气弱之体，恶寒尤甚为饮停脾胃，昼间卫阳受阻，不得宣发而恶寒，晚间入寐后阴虚内热蒸腾而汗泄，故以辛燥可入阳明厥阴经脉的吴茱萸大剂投之，以温阳化饮，宣彻内外。《本草经疏》："凡脾胃之气，喜温而恶寒，寒则中气不能运化，或为冷实不消，或为腹内绞痛，或寒痰停积，以致气逆发咳，五脏不利。吴茱萸辛温暖脾胃而散寒邪，则中自温，气自下，而诸证悉除。其主除湿血痹、逐风邪者，盖以风寒湿之邪多从脾胃而入，脾胃主肌肉，为邪所侵，则腠理闭密，而寒热诸痹所从来矣，辛温走散开发，故能使风寒湿之邪从腠理而出。中恶腹痛，亦邪恶之气干犯脾胃所致，入脾散邪，则腹痛自止矣"，可作为此案吴茱萸用法之说明也。

78. "一人六月得患恶寒" 案

一人六月得患恶寒，大便结燥，不敢见风，人肥实，起居如常，大承气汤。（《丹溪治法心要·卷四》）

按：此案着眼点在大便结燥。肥实者，痰火内结，卫气不行，卫阳不能宣通，故虽恶寒，而非太阳病之真恶寒也。此类症候并不少见，如只执寒邪伤营的眼光治疗之，必无效也。

79. "一妇人恶寒" 案

一妇人恶寒，用苦参、赤小豆各一钱，为末，薑水吐后，用川芎、苍术、南星、酒芩，酒曲糊丸服之。（《丹溪治法心要·卷四》）

按：大凡用吐法，必寸脉浮跃或伏而不见。此案病机与上案相同，均为痰火内郁证，亦必然有这些证候，第此案略之耳。苦参味极苦，与赤小豆合用，为酸苦涌泻之剂。

80. "一人天明时发微寒" 案

一人天明时发微寒，便热，至晚两腋汗出，手足热甚，则胸满拘急。大便实而能食，似劳怯病者。脉不数，但弦细而沉，询知因怒气得者，但用大柴胡汤，唯胸背拘急不除，后用二陈汤加羌活、防风、黄芩、红花。（《丹溪治法心要·卷四》）

按：天明为卯时，属于胆经，卯为从阴出阳之时辰，故先寒后热。至晚间则邪热入于阴经，内郁而不能宣泄，故手足热甚。大便实而能食，知少阳郁热陷于阳明。故以大柴胡汤清热提邪，荡涤胃腑痰火。背属太阳，下后胸背拘急者，为痰火瘀络而风寒未尽，因而又以二陈汤加羌活、防风、黄芩清热化痰，疏风通络，加红花活血通络。

81. "一人病喘不得卧" 案

一人病喘不得卧,肺脉沉而涩。此外,有风凉湿气遏其内热不得舒,以黄芩、陈皮、木通各一钱五分,苏叶、麻黄、桂枝各一钱,生姜、黄连各五分,甘草二分,煎服数帖而愈。(《古今医案按·卷五·喘》)

按: 大凡喘病实证,无论寒热,其所以喘促之根本原因,无非肺窍闭塞而已,故本案肺脉沉涩,即判断为外邪遏抑,心火内热不得宣泄,逼迫肺脏发为喘促。方以麻黄、桂枝宣肺窍,黄芩清肺热,黄连清心火,木通导热下行,生姜、陈皮、苏叶散寒理气化湿,甘草和中。本案病机为寒湿阻闭肺窍,故只需温经散寒。没有恶寒脉浮症状,因而不需以宣肺发汗为目的,故不用解表方剂常用之杏仁。正如前人所说的,麻黄、桂枝若不配伍杏仁则不能发汗。由此可见,丹溪用药之法度森严也。

82. "一人年二十余" 案

一人年二十余,九月间发热头痛,妄言见鬼,医与小柴胡汤十余帖而热愈甚。其形肥,脉弦大而数,左大甚,遂作虚治之。以人参、白术为君,茯苓、芍药为臣,黄芪为佐,加附子一片为使,与二帖,证不减。或言:脉数大狂热,又大渴,附子恐误。予曰:"虚甚误投寒凉之剂,人肥而左大于右,事急矣,非附子一片行参、术,乌能有急效乎?"再与一帖,乃去附子而作大剂。与五十帖,得大汗而愈。自又补养两月,气体犹未安。(《丹溪治法心要·卷四》)

按: 前面第23案为热病误服辛热,终于难除其热毒而死。本案为虚寒病误服寒凉,终得救治而生。二案相反,可见辛热为患更甚于寒凉也。

形肥而脉左大于右为真虚证,乃因左主上升之气。左脉大者,或为邪盛,或为正虚。本案判断为正虚者,以其形肥,脉大为元气涣散不收也。此案与大剂人参、白术五十剂后,"得大汗而愈",乃正气得复,内外气机得以周旋之效验也。

83. "一男子年十九" 案

一男子年十九，凡农作不惮劳。忽一日大发热而渴，恣饮水数碗。次早热退，目不识人，言谬误。自言腹肚不能转侧，饮食不进，身转掉不能。又至二日来告急，脉两手涩而大，右为甚。于气海灸三十壮，用白术二钱，黄芪二钱，熟附一片，陈皮半钱，与十帖不效，反增发微渴，余证仍在，却进少粥，此气豁和而血未应也。于前药去附子，加酒归以和血，因有热，加人参一钱半，与三十帖而安。（《丹溪治法心要·卷四》）

按：农作不惮劳者，必然为气虚之质，故"大发热而渴"。藩篱既疏，感邪后迅即传为阳明重证。"恣饮水数碗"，正与服用生石膏同理，故次早汗出热退而虚证大露矣。"腹肚不能转侧，饮食不进"者，土虚不能制水，水湿遏伏之象。故以白术、陈皮健脾化湿，理气开胃；黄芪温补汗后已虚之卫气；附子温阳行经以助药力。服后，余证虽在而"却进少粥"，为脾气渐复、湿气已化之效也。"增发微渴"者，营血未充，略显虚热，故去附子，再加人参、当归以补血益气。

余意热退后昏谵，已显气大虚之象，首诊似应加人参，但此案直至口渴方加人参，若口未至渴，加之恐余热复萌，此《伤寒论》白虎加人参汤之意，于此可见丹溪辨证用药之严谨而丝丝入扣也。

84. "郑兄年二十余" 案

郑兄年二十余，秋初发热口渴，妄言，病似鬼邪。八日后，两脉洪数而有力，形肥而白，筋骨稍露。脉搏手，必凉药所致。此劳倦病，温补自安。已得柴胡七八帖矣，未效。因与黄芪附子汤，冷与饮之。三帖后，微汗得睡，脉亦软。后又继之以黄芪白术汤调补，十日安。又加陈皮，与半月而复归。（《丹溪治法心要·卷四》）

按：形肥白为气虚阳虚之体，筋骨露则为阴血不足。本应阴脉，如小、弦、细、弱之类，而反现洪数有力，脉证不符，故认为"必凉药所致"，意为虚阳上浮，凉药骤然激之，遏制太过，导致此脉象也。由此案可以知道，体质与脉相较，体质尤为重要。

85. "吕亲善饮不困" 案

吕亲善饮不困，且好色，年半百。一日大恶寒发热，渴不多饮。脉大而弱，右关稍实略数，重则涩。盖酒热内郁，由表实而下虚也。以黄芪倍干葛煎汤与之，尽五六帖，大汗而安。（《丹溪治法心要·卷四》）

按：恶寒发热者，其脉当紧，而反大且弱者，"弱"乃形容虚而不任重取，非"沉细极软"的弱脉。脉大为气虚，右关稍实则为湿热表现。重取涩者，下元空虚。故以甘温之黄芪温煦卫气，葛根甘凉清热，提邪于外，且解酒毒也。

86. "一室女素强健" 案

丹溪治一室女，素强健，六月发烦闷，困惫不食，时欲入井，脉沉细数弱，口渐渴，医作暑病治不效，又加呕而瘦，手心热，喜在暗处，脉渐伏而妄语。朱制《局方》妙香丸，如芡实大，井水下一丸，半日大便，药已出矣，病不减。遂以麝香水洗药，以针穿三孔，凉水吞，半日下稠痰数升，得睡渐愈，因记《金匮》云："昔肥而今瘦者，痰也。"（《古今医案按·卷五·痰》）

按：本案判断的关键点在于平素强健。夏季烦闷，时欲入井，口渐渴，似乎暑热证，而医作暑热治之不效，又加呕吐后形瘦，脉伏而妄语，痰饮为患显露真形矣。本案若不素体强健，则不能以痰饮内伏之实证为判断也。妙香丸原方为：巴豆（去皮心膜，炒熟，研如面油）三百一十五粒，牛黄（研）三两，龙脑（研）三两，腻粉（研）三两，麝香（研）三两，辰砂（飞，研）九两，金箔（研）九十箔。上为末，炼黄蜡六两，入白沙蜜三分，同炼令匀，为丸，每两作三十丸。本方主治为：解五毒，安神，通关，辟恶气。本方以攻痰开窍为主，初服无效者，以原药之黄蜡于迅速吸收药物不利，于是丹溪把药丸以针穿孔，又以麝香水洗药，仍然用原药而不用新药者，取同气相求，引药力下行之意。至于原方用黄蜡，则是为避免巴豆峻烈之味损伤脾胃也。

87. "郑叔鲁年二十余"案

郑叔鲁年二十余，攻举业，夜读书，每四鼓犹未已。忽发病卧间，但阴着物，便梦交接脱精，悬空则无梦。饮食日减，倦怠少气。盖以用心太过，二火俱起，夜不得眠，血不归肾，肾水不足，火乘阴虚，入客下焦，鼓其精房，则精不得聚藏而欲走。故于睡卧之间，因阴着物，由厥气客之，遂作接内之梦。于是，上补心安神，中调脾胃，升举其阳，下用益精生阴固阳之剂，不三月而病安矣。（《丹溪治法心要·卷五》）

按：二火，指心肾相火，亦即下文"火乘阴虚"之火以及"厥气客之"之厥气。此案说理明晓，不需再释。不出方剂者，特以病机为治疗之关键也。

88. "一妇人年五十"案

一妇人年五十，患小便涩。与八正散则小腹转急胀不通，身如芒刺。余以所感霖淫雨湿，邪在上表，因用苍术为君，附子佐之，发其表，一服即汗，小便即时便通。（《丹溪治法心要·卷五》）

按：此案因感受雨湿，故以苍术辛温发汗，附子通阳以助药力。苍术，丹溪认为"气味辛烈，发汗尤速"，故不需再佐其他发汗药物。佐附子者，以身如芒刺而痛。综观全书，附子、人参、黄芪均为丹溪善于使用之药物，因此，简单地把丹溪归于滋阴派并不符合事实。

89. "一男子年八十"案

一男子年八十，患小便短涩，因服分利药太过，遂致闭塞，涓滴不出。余以饮食太过伤胃，其气陷于下焦，用补中益气汤，一服小便即通。因先服多利药，

损其肾气，遂致通后遗尿，一夜不止息，补其肾，然后已。（《丹溪治法心要·卷五》）

按：平素饮食太过，损伤脾胃，导致中气不固，复因小便不利，服用渗利药太过，中气亦随之下陷，故尿闭。因而先以补中益气汤升举中气，而膀胱气化得行。复遗尿不禁，由于前服渗利药物损伤肾气所致，于是以补肾而收功。此案虽无甚曲折，而审证求因，一一推求，示人以法，非今见证投剂之所谓"方证对应"者可及也。

90. "尝记先生治一妇人"案

尝记先生治一妇人，小腹中块，其脉涩，服攻药后脉见大，以四物汤倍白术、陈皮、甘草为佐使。脉充实，间与硝石丸两月，块消尽。（《丹溪治法心要·卷五》）

按：本案为攻补交替使用之示范案例。脉涩者，血瘀之象。服破血药后脉转大，大者为气血虚，是体虚不耐攻伐也。以四物汤加白术、陈皮、甘草者，必其人血虚体质。待脉充实后改硝石丸（见前面第12案）猛药轻投，以有形之剂消有形之邪。丹溪云："凡积病，下亦不退，当用消积药，融化开即消"，此案即其实例。另，此案之用药转换，亦有刚柔之理，脉大即用柔剂之四物汤，所当留意也。

91. "一人年六十"案

一人年六十，素好酒，因行暑中得疾，冷膝上，上脘有块，如掌牵引，胁痛不得眠，饮食减，不渴。已自服生料五积散三帖。六脉俱沉涩而小，按之不为弱，皆数，右甚。大便如常，小便赤。遂用大承气汤减大黄之半而熟炒，加黄连、芍药、川芎、干葛、甘草作汤。瓜蒌仁、半夏、黄连、贝母为丸。至十二帖，足冷退，块减半，遂止药，至半月病悉除。（《丹溪治法心要·卷五》）

按：平素饮酒则有痰湿。服五积散不效，知非寒湿痰积。原其病史，于行暑中得之，当为火证。六脉沉涩而小，按之不为衰且数，小便赤，口不渴，正是痰火食积结聚之实证无疑。故以大承气汤减大黄之半缓攻食积痰火，加黄连清热，芍药、甘草、平肝，川芎理气通经，葛根解酒毒，又以瓜蒌、半夏、贝母化痰散结，黄连清火，以消磨有形之积块，此即小陷胸汤加贝母改为丸剂。"块减半遂止药"者，预留胃气之余地以使余块自消，不使药过病所也。

92. "一人年二十余" 案

一人年二十余，前阴玉茎挺长，肿而痿，皮塌常润，磨股不能行，两胁气上，手足倦弱。先以小柴胡大剂，加黄连行其湿热，次略与黄柏降其逆上之气，其肿收减及半。但茎中有一块硬未消，遂以青皮一味为君，少加散风之剂，末服。外以丝瓜汁调五倍末，傅之而愈。（《丹溪治法心要·卷六》）

按：本案为下焦湿热治疗示例。玉茎挺长而肿且痿，皮塌而湿润，为肝胆湿热，故手足倦软。因以小柴胡汤清胆和胃，大其制者，非重剂无以直抵下焦至阴之地也。加黄连清气分湿热，再加黄柏清血分伏热。最后消茎中硬结，用青皮为主作散剂。由此可见，青皮理气破结之功，非寻常积实、香附子、木香之类可比矣。

93. "一人久患下疳疮" 案

一人久患下疳疮。夏初患自利，膈微闷，得治中汤遂昏闷若死，两脉皆涩重，略弦似数。此下疳之重者，与当归龙荟丸五帖，利减。又与小柴胡去半夏加黄连、芍药、川芎，煎五六帖而安。（《丹溪治法心要·卷六》）

按：本案亦为下焦湿热例，但治法又与上案不同。治中汤即理中汤加青皮、陈皮。因为泄泻而服用治中汤，本为正治，而服后昏闷若死，乃因下疳本为湿热下注之病，予投治中汤无异于火上添油，服后昏闷而厥，可见伏热之重也。脉涩数者，为湿热气滞之象，故予当归龙荟丸以清其内热，次以小柴胡汤提邪外出。

94. "一妇人年三十余" 案

一妇人年三十余，面白形长，心中常有不平事。忽半夜诞子，才分娩便晕厥不知人，遂急于气海灼火十五壮而苏。后以参、术等药，两月而安。（《丹溪治法心要·卷六》）

按： 面白者虚寒之质，形长者气无以充实，故常气虚。虽经常心中郁闷，分娩晕厥时，仍作气虚论，不做肝气郁结论。本案所以示例者，即此意也。故形质为辨证第一要素，病史次之，脉舌其末，此学习丹溪医案所当留意者也。

95. "一人患泄泻" 案

一人患泄泻，手足如冰，身如火，四君子加附子、干姜、芍药、泽泻，六帖愈。（《丹溪治法心要·卷八》）

按： 本案为脾肾虚寒、内寒外热例。手足如冰者，脾肾虚寒也；身如火者，阴寒内盛，逼阳于外也。故以四君子汤补脾益气，再加干姜、附子回阳，芍药、泽泻敛阴利水以止泻。

96. "一少年夏间因羞怒发昏" 案

一少年，夏间因羞怒发昏，手搐如狂，时作时止，发则面紫黑，睾丸能动，左右相过。医与金箔镇心丸、抱龙丸、妙香散、定志丸，不效。脉微弦，六至，轻重有。朱曰："此内素有湿热，因激起厥阴相火，又时令相火，不宜服麝香之药，况肝病先当救脾土，诸药多燥血坏脾者。"遂以黄连为君，人参为臣，酒浸芍药和白陈皮为佐，生甘草为使，生姜一片，煎服八帖而安。（《古今医案按·卷六·痫》）

按： 本案病机，正如丹溪所云："此内素有湿热，因激起厥阴相火，又时令相火。"厥阴相火，指情志过极激动肝风，发为狂躁。时令相火，指时当夏季君火之令，助长厥阴肝风化火。制方以黄连为君，清泄心肝火邪。人参为臣者，以受辱便立即发病，可知其心气之虚也。肝风鸱张在于脾胃之虚弱，故又以芍药养阴健脾敛肝，陈皮芳香化湿，生甘草甘凉清心利尿。

97. "一妇人年近三十" 案

一妇人年近三十，怀孕两月，病呕吐，头眩目晕，不可禁持。以参、术、芎、陈皮、茯苓之药，五七日愈沉重。脉弦，左为甚而且弱。此是恶阻病，因怒气所激，肝气既逆，又夹胎气，参术之补大非所宜，只以茯苓汤下抑青丸二十四粒，五帖稍安。其脉略有数状，口干苦，稍食少粥则口酸，盖因膈间滞气未尽行，教以川芎、陈皮、山栀、生姜、茯苓煎汤下抑青丸五十粒，十余贴，余证皆平。食及常时之半，食后觉易饥。盖因肝热未平，则以白汤下抑青丸二十粒，至二十日而安。脉之两手虽平和，而左弱甚，此胎必殒。此时肝气既平，参术可用矣。遂以始之参术等兼补之，预防殒胎以后之虚。服之一月，其胎自殒，却得平稳无事。（《丹溪治法心要·卷七》）

按：茯苓汤由茯苓、泽泻、当归、苍术、黄芩、肉桂、猪苓、甘草、芍药、升麻、柴胡、生姜组成，治疗"伤冷饮水，变成白痢，腹内痛，减食"（见《脉因证治·十六·下痢》）。抑青丸为黄连一味，姜汁炒为丸（见《丹溪纂要》）。

怀孕两月，呕吐、眩晕，因左脉弦弱，前医予人参、白术、陈皮、茯苓健脾益气，川芎疏肝。盖左脉弱者，脾气不足，此为常例，故予益气疏肝法，亦为通常治法。然服药后无效，且病势加重。丹溪诊之，左脉虽弱，而两手均弦。弦为木乘土位，弱为气虚，弦为肝气，为虚中夹实之证，况"头晕目眩，不可禁持"。眩晕如此，亦为肝阳上逆之证矣。至于"因怒气所激"，当为问诊后得之，亦为肝气为患之一证。故以茯苓汤利湿柔肝，升清降浊，合抑青丸清肝降逆。此后二诊均不离抑青丸清肝降逆之法。愈后左脉愈弱，知殒胎已不可免，再用参术补剂，以为胎殒后气虚虚弱之备。

此案有两点可留意者，一为左脉弱为气虚，与本病实为肝气化火之疑似辨。二为左脉弱则胎气必不保，亦非药物可保全者，此为经验之谈，值得重视。至于以"口干苦，稍食少粥则口酸，盖因膈间滞气未尽行"，用陈皮、栀子、生姜，为丹溪用药常法，亦应注意。

余之经验，凡左脉短弱难以受孕或虽然受孕而每孕每殒者，应予孕前大补肝肾气血，迨气血充足，自然左右两手脉相等，此时孕育必然成功也。

98. "一妇人形瘦性急" 案

一妇人形瘦性急，体本无热，怀孕三月，当盛夏，渴思水。因与四物汤加黄芩、陈皮、生甘草、木通，数帖而安。其后得子，二岁，顿有痎疟，盖孕中药少，胎毒未消，若生疥疮，其病自愈，已而验。（《丹溪治法心要·卷七》）

按：本案为形质在诊断中的重要意义作一示例。

"体本无热"，谓本来并无热证迹象，仅因为盛夏口渴而来求治。盛夏口渴为正常现象，不足以为热证之据。丹溪予四物汤加黄芩、陈皮、甘草、木通凉血泻火者，以其形瘦性急，预为清解胎火热毒。其后得子，"顿有痎疟"，顿，忽然，二岁时忽发痎疟也。丹溪认为，此痎疟为胎毒内发而成。其所以遗有胎毒者，由于前面服药少之故。如果将来能够身出疥疮，则痎疟亦必痊愈。后来果然由出疥疮而愈。此案强调了形瘦性急者体质偏于热的必然性，示后学以形质性格在四诊中的重要意义。

99. "一妇人年十八" 案

一妇人年十八，难产，七日后产。大便泄，口渴气喘，面红有紫斑，小腹痛胀，小便不通，用牛膝、桃仁、当归、红花、木通、滑石、甘草、白术、陈皮、茯苓煎汤，调益母膏，不减。后以杜牛膝煎浓膏一碗饮之，至一更许，大下利一桶。小便通而余口渴，四君子汤加当归、牛膝，调益母膏。（《丹溪治法心要·卷六》）

按：产后小便不通，大便泄泻，面红口渴气喘，为热泄显而易见，应急开支河法，利小便以止泻。然而此案为难产，而且是七日后方产，则有瘀血病史无疑矣。面有紫斑、小腹痛胀，为瘀血表现。故以滑石、木通、甘草、白术、陈皮、黄芩清热利湿，健脾止泻；牛膝、桃仁、红花、当归、益母膏活血化瘀。服后尿仍未通，又以牛膝大剂量饮之，小便方通。小便通后口愈渴，知久泻脾胃气阴耗伤，改四君子汤稍加和血之味而愈。读此案又可知单味牛膝大剂量用之，活血利水且又有通便作用，胜于桃仁、红花、当归等复方药力多多，此为丹溪经验用法。

100. "一妇人年近三十余，正月间新产" 案

一妇人年近三十余，正月间新产，左腿右手发搐，气喘不得眠，口鼻面部黑气起。脉浮弦而沉涩，右手为甚。意其脾受湿证。遂问怀胎时曾大渴思水否？彼云："胎三月时，尝喜汤茶水。"遂以黄芩、荆芥、木香、滑石、白术、槟榔、陈皮、苍术、甘草、芍药，至四服后，加桃仁，又四服，腹有辘辘声，大便下者，视皆水晶块，大者如鸡子黄，小者如蝌蚪，数十枚，遂搐定喘止。遂于药中去荆芥、槟榔、滑石，加当归身、茯苓。与其调理血脉，服至十帖而安。（《丹溪治法心要·卷七》）

按： 本案为产后喘证治例。

脉浮弦为风，风为阳邪，故亦为火，热邪迫肺，故而气喘不得眠。沉取则涩，为气血涩滞之象。右手为甚，则为脾胃湿阻气滞。口鼻面部黑色新出，为水饮之色，再结合脉之沉涩，故曰"意其脾受湿证"。既有风邪化火之肺热气喘，复有口鼻面部黑色之水气湿郁，谅由肺热而频饮多饮，则湿郁与风热内郁；产后肝血亏损，故而引动肝风，发为搐动。其治以黄芩清火，荆芥祛风，苍术、陈皮、木香理气燥湿，白术、甘草、芍药健脾益血，滑石、槟榔利湿下气，以为湿之出路。四服后再加桃仁和血润肠。服后泻下湿饮凝结如水晶块。搐止喘定后去荆芥之发散，滑石、槟榔之滑利，加当归、黄芩养血利湿以善后。

本案脾受湿邪的判断是由于"口鼻面部黑气起"，然后问诊而确定的，望诊的重要意义可知。

101. "一婢姓沉多忧" 案

一婢姓沉多忧，年四十，经不行三月矣。小腹当中一块，渐如炊饼。脉皆涩，重稍和。块按则痛甚，试扪之高半寸。与《千金》硝石丸。至四五次，彼忽言乳头黑且有汁，恐是孕。余曰：涩脉无孕之理。又与二帖，脉稍大豁。余悟曰："太峻矣!"令止药。以四物汤倍白术，以陈皮、炙甘草为佐。至三十帖，候脉充，再与消石丸四五次。忽自言块消一晕，便令勿与。又半月，经行痛甚，下黑血近半升，内有如椒核者数十粒，而块消一半。又来索药，晓之曰："块已破，勿再攻，但守禁忌，次月经行，当自消尽。"已而果然。（《丹溪治法心要·卷七》）

按：本案为癥瘕治疗方法示例。

"脉皆涩"，涩为血少气滞（后"一妇人怀胎"案，"涩为血少气多"），"重稍和"，为胃气尚存。硝石丸（见前面第 11 案）为攻补并用之剂。只服四五次，乳头色黑有汁，为胃气损伤、阳明经气不摄之象。于是改四物汤加大剂白术，佐以陈皮、甘草。三十帖后待脉充盈，再与消石丸四五次，块消一圈。此后停药。候其经汛自消，可知正气内存、其病必愈之理。

102. "一妇人年四十余面白形瘦" 案

一妇人年四十余，面白形瘦，性急。因有大不如意，三月后乳房下肋骨作一块，渐渐长掩心，微痛膈闷，饮食减四分之三，每日觉口苦，两手脉微短而涩。余知其月经不来矣，为之甚惧，勿与治，思至夜半，其妇尚而能外见医，梳妆言语如旧，料其尚有胃气。遂以人参、术、归、芎，佐以气药，作一大服，昼夜与四次。外以大琥珀膏贴块上，防其块长。得一月余，服补药百余帖，食及平时之半。仍用前药，又过一月，脉渐充，又与前药，吞润下丸百余粒。月经行不及两日而止，涩脉减五分之一。时天气热，意其经行时必带紫色，仍与前药加三棱，吞润下丸，以抑青丸十五粒佐之。又经一月，忽块已消及一半。月经及期，尚欠平时半日，饮食甘美如常，但食肉不觉爽快。余令止药，且待来春木旺时再为区处。忽报一夜其块又作，比旧又加指半。脉略弦，左略怯于右，至数平和。自言饱食后则块微闷，食行却自平。余意必有动心事激之，问而果然。仍以前药加炒芩、炒连，以少木通、生姜佐之，去三棱，煎汤，吞润下丸，外以琥珀膏贴之，半月经行块散。此是肺金因火所烁，木稍胜土，土不能运，清浊相干，旧块轮廓尚在，皆由血气未尽复也。浊气稍留，旧块复起，补其血气，使肺不受邪，木气伏而土气正，浊气行而块散矣。（《丹溪治法心要·卷七》）

按：本案为胁下结块而气血虚弱治疗方法示例，宜与上案对照研究。

面白形瘦为气血虚弱之体，而性急则为肝火素旺之人。肝旺气虚，脾气受制者最畏土败，亦最易土败。今饮食大减，脉微而短涩，胃气颇弱之势已成，化源将绝，故断言"月经不来矣"，且"为之甚惧"。盖此证为土不生金，复木火刑金，金为火烁，流聚为块，其预后全在胃气存亡与否。若胃气消索，攻伐之法将无以施其技，病必不治也。

丹溪归后，夜不成寐，思其妇尚可出外迎医，日常行动如常，料想必尚有胃气，可为用药之凭据。于是以人参、白术、当归、川芎等补气和血理气之法，日夜进服。外用琥珀膏（大黄、朴硝二味为末，大蒜捣和膏贴），仅防其块增长，仍以内消为主。

此后服药一月余，饮食渐增至平时之半，是胃气渐复也。又经一月，脉方渐充，再加润下丸（陈皮、甘草二味为丸），以和胃化痰消块。因天气炎热加抑青丸（黄连、姜汁二味为丸）以清肝火。再经一月，块已经消去一半，令止服药者，待胃气自复而自愈也。"且待来春木旺时再为区处"者，恐春木升发之时，脾胃受制于春木而不耐也。

以原案观之，来春尚平安。至次年六月，块复增大。问知为情志激发所致，于是仍用前方，以夏热，加黄芩、黄连、木通，佐以生姜。盖丹溪每于应用苦寒时多佐辛散，以为消散之用，此为常法也。去三棱者，以夏暑气虚之故。全篇末"此是肺金因火所烁"以下，为回溯本案病机。

103. "一妇人年四十怀孕九个月" 案

一妇人年四十，怀孕九个月，转胞，小便不出三日矣。下脚急肿，不堪存活。其脉悴，右涩而左稍和。盖由饱食而气伤胎系，尿不能自觉而下，遂压着膀胱，转在一偏，气急为其所闭，所以窍不能出也。转胞之病，大率如此。余遂制一方，补血养气，既正胞系，自举而不坠，方有可安之理。用人参、当归身尾、白芍药、白术、带白陈皮、炙甘草、半夏、生姜浓煎汤，与四帖。至次早天明，以四帖药滓作一服煎，强令顿饮之，探喉令吐出此药汤，小便大通黑水后，遂以此方加大腹皮、枳壳、青葱叶、缩砂仁，作二十帖与之，以防产后之虚。果得就蓐平安，产后亦健。（《丹溪治法心要·卷七》）

按： 胎已九月，胎重而位置低，无服药升提余地，故以人参、当归、芍药、白术、甘草补气，半夏、陈皮、生姜燥湿宽胸，以为探吐之备。"其脉悴"，《古今医案按》作"脚肿形悴"，可从。此案与前第90"尝记先生治一妇人"案治法同，当合参之。

104. "一男子二十余患痘疮" 案

一男子二十余，患痘疮，屬谢后口噤不开，四肢强直，不能舒屈，时绕脐痛。痛一阵则冷汗出如雨，痛定则汗止，时作时止。其脉紧而急，如直弦状。询知此子极劳苦，意其因劳倦伤血，且山居多风寒，乘虚而感之，后因出痘，其血又虚，当用温药养血，辛凉散风。遂以当归身、白芍药为君，以川芎、青皮、钩藤为臣，白术、陈皮为佐，甘草、桂皮、南木香、黄芩为使，加以红花少许，煎服而愈。（《丹溪治法心要·卷七》）

按： 脉弦紧而急，如直弦状，为腹痛所致，不足为凭。询知劳累后感寒，复因出痘，其血虚耗，血虚则有内热，为出痘后常见现象，则其治法"温药养血，辛凉散风"乃有必然之理矣。故以当归、白芍养血，白术、甘草、陈皮益气理气，川芎、钩藤祛风，黄芩清痘疮余热，肉桂、木香、青皮温里止痛，红花少许以引诸药入络活血息风。

本案提示，极劳苦与出痘耗伤营血病史决定了本案的病机及其治法。

105. "予从子六七岁"及
"一人年十七"二案

予从子六七岁，出痘身热，微渴自利。医用木香散加丁香十粒。予观其出迟，固因自利气弱，然其所下皆臭滞，盖因热而下，恐未必寒。急止之，已投一帖矣。与黄连解毒汤加白术，近十帖以解之，利止痘亦出。其肌常微热，手足生痈。又与凉补，一月安。

一人年十七，出痘发热而昏，倦甚，脉大而似数，与参、术、芪、归、陈皮，大料浓汤饮之，二十帖痘出。又与二十帖，则脓胞成，身无全肤。或用陈氏本方与之，予曰：但虚无寒。又与前方，至六十帖而安。（《丹溪治法心要·卷八》）

按：痘即天花，为一种烈性传染病。丹溪判断本案为热证者，一为微渴，二为所下臭滞。误服温热一剂，即用黄连解毒汤加术，近十剂方利止而痘出。痘出后肌热，手足生痈，再与凉补药，一月方安。可知热证误服温补为害尤烈。木香散即下面次案的陈氏方，出自《太平圣惠方》卷84。又名十一味木香散、十一异功散、陈氏木香散，组成为：木香一分，大腹皮一分（锉），人参一分（去芦头），赤茯苓一分，青橘皮一分（汤浸，去白瓤，焙），诃黎勒皮一分，桂心一分，前胡一分（去芦头），半夏一分（汤浸七遍，去滑），丁香一分，甘草一分（炙微赤，锉）。主治：小儿脾胃虚寒气滞，或小儿痘疹，腹胀泄泻，烦渴，不思饮食。

次案，出痘发热本应身倦，而此例却"倦甚"，则知为气虚之象。脉大为气虚血亦虚，故以人参、白术、黄芪、当归、陈皮气血双补，扶正祛邪。二十帖后，虽脓包得里托而出齐，但身无完肤，可知气虚之甚也。再进上方六十帖，皮肤始得恢复。此案以脉大而用温润补益法，绝不用辛温益气扶阳，仍是用药刚柔之理也。

以上两案，一为热证误补，一为气虚当补，具有对比意义。意在说明辨证准确，方能疗效可靠。若热证误以为寒，后果必然严重。虚证当补时，务必迭进至病愈而止，不畏惧多服，亦不应因迟疑延误也。

106．"一人年三十六"案

一人年三十六，平日好饮酒大醉，一时晕倒，手足俱麻痹。用黄芪一两，天麻五钱，水煎，加甘蔗汁半盏服。(《丹溪治法心要·卷八》)

按：本案为气虚中风诊治示例。

酒性体阴用阳而气味辛烈，其为害随人体的阴阳偏胜而各异。或辛散助肝胆相火，或湿性寒化而损伤脾阳，或湿热蕴伏，或耗散气血，种种表现不一。本案经常饮酒大醉，刻下晕仆，手足麻痹，则气虚证显然可见。古人以麻为气虚，木为痰阻，故以黄芪益气升阳，天麻祛风，甘蔗汁解酒毒也。

107．"一人患中风双眼合闭"案

一人患中风，双眼合闭，晕倒不知人，四君子汤加竹沥、姜汁，服之愈。(《丹溪治法心要·卷八》)

按：本案为脾胃气虚诊治示例。

目合不睁眼为脾胃气虚，以目胞属土也。脾胃气虚则运化不及而生痰饮。骤然感邪，气虚不摄，则痰饮扰动阻络，于是发为中风矣。故以四君子汤健脾益气，加竹沥、姜汁化痰利窍，宣通经络。正气健运，则风邪自息。

108．"一人患中风四肢麻木不知痛痒"案

一人患中风，四肢麻木不知痛痒，乃气虚也，大剂四君子汤加天麻、麦冬、黄芪、当归。(《丹溪治法心要·卷八》)

按：本案亦为脾胃气虚的诊治示例。

脾主四肢，麻木不知痛痒者，既麻且木，当以麻为主。麻主气虚，四肢无力亦即脾气虚弱，脉络郁滞则木而不仁。故以大剂四君子汤健脾益气，加黄芪、当归益气升阳，温润和血通络，天麻养血祛风。

109. "一人好色有四妾"案

一人好色有四妾，患中风，四肢麻木无力，半身不遂，四物汤加参、芪、术、天麻、苦参、黄柏、知母、麦冬、僵蚕、地龙、全蝎。(《丹溪治法心要·卷八》)

按：本案为脾虚肝肾阴虚中风的诊治示例。

肢麻为脾气虚，好色多欲则相火亢盛而肾阴耗伤，火灼阴血则阴血虚而湿热内蕴，复为风邪所中，气虚阴亏与湿热相合为患。半身不遂者，风邪所中也，麻木者，气虚也，无力者，湿热内伏也，故以四物汤和血补阴，加人参、白术、黄芪、当归益气升阳，知母、黄柏、麦冬金水互生，苦参清热燥湿，天麻、僵蚕、地龙、全蝎祛风通经。

110. "一人患中风满身如刺疼"案

一人患中风，满身如刺疼，四物加荆芥、防风、蝉蜕、蔓荆子、麦门冬。(《丹溪治法心要·卷八》)

按：本案为阴虚血燥生风的诊断治疗示例。

麻为血虚，木为痰阻，刺痛为血燥而生风。故以四物汤补阴和血，荆芥、防风、蝉蜕、蔓荆子祛风，麦冬清心润燥。

111. "一人年四十二"案

一人年四十二，十指尽麻木，面亦麻，乃气虚证，补中益气汤加木香、附子各半钱，服之愈。又加麦冬、羌活、防风、乌药，服之全愈。(《丹溪治法心要·

卷八》)

按：本案为气虚而用补气法加附子行经方法施治的示例。

患者以麻为主，而且"十指尽麻木，面亦麻"，强调其气虚较第108案之"四肢麻木不知痛痒"者尤重，故予补中益气汤加附子以激发经气，又加木香芳香通窍。丹溪云："气虚甚者，非附子不能行参、芪。"叶天士曰："凡中风证，有肢体缓纵不收者，皆属于阳明气虚，当以人参为首药，而附子、黄芪、炙草之类佐之。"可见叶氏乃善学丹溪者也。

112. "一人年二十九患中风"案

一人年二十九，患中风，四肢麻木，双足难行，二陈加参、术、当归、黄柏、杜牛膝、麦冬。(《丹溪治法心要·卷八》)

按：本案为正值壮年的中风证诊治示例。

患者正值青壮年，自然不宜做中气大虚论断。四肢麻木为脾虚，双足难行者，相火与脾湿相煎，为湿热而下注。不以寒湿论者，寒湿必疼而沉重，而此证则仅沉重也。故以二陈汤化痰燥湿，加人参、白术健脾益气，当归润燥和血，牛膝、杜仲强筋益肾，黄柏清热燥湿，麦冬清心益阴。黄柏、麦冬并用者，以正值壮年，相火易于妄动而助湿热也，见《格致余论·相火论》。

113. "一人年五十六"案

一人年五十六，好饮酒，患伤寒，发热口干似火烧，补中益气汤加鸡稆子、当归、川芎、地黄汁、甘蔗汁。(《丹溪治法心要·卷八》)

按：年近花甲，阴气下亏。发热，口干，如火烧，为脾阴不足，邪热盛则乘虚内陷。嗜酒者，辛散耗气而湿热内聚。故以补中益气汤益气升阳，托邪外出；合四物汤补阴和血；鸡稆子、甘蔗汁解毒醒酒。鸡稆子即俗称之拐枣，又名枳椇子，功效解酒毒，止渴除烦，止呕，利大小便。本案亦为气虚中风，但值老年，可为同类诊治方法示例。

114. "一人年三十四，患伤寒发热"案

一人年三十四，患伤寒发热，身如芒刺痛，四物汤加参、芪、术、生地、红花。(《丹溪治法心要·卷八》)

按：《素问·热论》："今夫热病者，皆伤寒之类也。""凡病伤寒而成温者，先夏至日者为病温，后夏至日者为病暑。"由此可知，在清代温病学派形成以前，伤寒是外感病的统称。本案发热而身如芒刺，为阴虚内伤复感受风邪的病症，故以四物汤加黄芪、白术补血益气，又加生地滋阴凉血，红花活络止痛。本方以熟地黄、白芍、当归养血滋阴，生地黄凉血，川芎活络祛风，黄芪、白术益生化之源，不必解表而风邪自解。

本案为阴虚外感病的诊治示例。

115. "一人患伤寒腰疼"案

一人患伤寒，腰疼，左脚似冰，小柴胡加黄柏、杜仲、牛膝。(《丹溪治法心要·卷八》)

按：本案为外感证小柴胡汤用法例。

腰痛为邪陷阴分。左脚似冰者，为邪热闭阻，阳气不能宣通之故。故以小柴胡汤提邪，加黄柏清阴分伏热，杜仲、牛膝舒筋活络，补益肝肾。盖手脚均厥冷，就有少阴虚寒的可能，如仅脚冷似冰，而且仅左脚厥冷，则必非虚寒证。少阳主身侧一半，故以热郁少阳经脉而论治也。

116. "一人患伤寒发热如火"案

一人患伤寒，发热如火，口干饮水，小柴胡去半夏，加甘葛、天花粉。(《丹溪治法心要·卷八》)

按：本案提示小柴胡汤的又一种用法。

这里强调的是"发热如火",而非一般性的发热症状。此为邪陷阴分之征。风邪陷于阴血之域,闭郁不得出,因而发热如火也。故以小柴胡汤透热提邪;又以口干而去半夏,加葛根、花粉。本案与上案反映了丹溪对于小柴胡汤透热提邪主治功能的深刻理解,值得我们学习。

117. "一人年二十九患伤寒头疼" 案

一人年二十九,患伤寒,头疼,胁疼,四肢疼,胸膈疼,小柴胡汤加羌活、桔梗、香附、枳壳。(《丹溪治法心要·卷八》)

按:本案为小柴胡汤的应用方法又一示例。

胁痛、胸膈疼属于少阳区域,头痛肢痛则属于太阳之分,故以小柴胡汤清解少阳,加羌活解太阳之邪,桔梗、枳壳、香附宽胸理气。经方与时方用药方法的结合是丹溪用药的又一个特点。

118. "一人年三十六患伤寒咳嗽" 案

一人年三十六,患伤寒,咳嗽,夜发昼可,作阴虚治之,补中益气汤加天冬、麦冬、贝母、五味。(《丹溪治法心要·卷八》)

按:本案为补中益气汤应用法示例。

夜咳者,外邪随营阴空虚而乘虚内陷,故以补中益气汤温补营血。方中升麻、柴胡提邪外出,黄芪、甘草扶正托邪,再加二冬、贝母、五味以润肺化痰止咳。本案提示了补中益气汤升阳健脾的作用,实际上也是从营阴之分提出郁热,盖以脾属营阴,黄芪、甘草、升麻、柴胡、当归、生姜、大枣均自脾营升发阳气,提出郁热也。

119. "一人患伤寒冷到膝" 案

一人患伤寒,冷到膝,补中益气汤加五味子,倍用人参,服之愈。(《丹溪

治法心要·卷八》)

按：本案亦为补中益气汤应用法示例。

膝部属于阳明区域，膝冷知邪陷阳明经脉，故以补中益气汤益气补营，重用人参以补阳明，五味酸敛肝肾筋脉。

120. "一人年三十患湿气"案

一人年三十，患湿气，四肢疼痛，两足难移，补中益气汤加牛膝、杜仲、黄柏、知母、五味子。(《丹溪治法心要·卷八》)

按：本案原属气虚体质而复感湿邪，湿浊入里随气虚而下陷，故四肢疼痛，两足难移。以方测证，当为秋季金肃土壅之际发病，故以补中益气汤升提下陷之湿气；两足难移且肢痛者，脾为湿困，脾虚而肝木克乘，相火乘虚下陷，筋脉挛痛，故再加黄柏、知母以清热燥湿；五味收纳肾气，归藏相火；牛膝、杜仲强筋补肝。关于脾虚可导致相火内陷，丹溪《格致余论》有专论相火一节，实与东垣"火与元气不两立"理论一脉相承也。

121. "一人五十三岁患发热如火"案

一人五十三岁，患发热如火，此人平日好酒色，补中益气汤加黄柏、知母，多用参、术。(《丹溪治法心要·卷八》)

按：本案为补中益气汤治疗阴虚相火下陷的又一用法。

酗酒者，脾气久虚。好色者，肾阴亏损。发热如火与前第116案的诊断意义相同，为阴虚邪陷，邪热无以发泄所致。故以补中益气汤重用人参、白术益气补血，加黄柏、知母以清内陷之郁热也。

122. "一人患虚损四肢如冰冷"案

一人患虚损，四肢如冰冷，补中益气汤加桂心、干姜各一钱。(《丹溪治法

心要·卷八》)

按：本案为补中益气汤治疗脾胃虚弱导致寒湿下陷不能升举的示例。

虚损为脾气虚弱而导致营血亏虚，以至于寒湿下陷，而四肢为脾所主，故四肢如冰冷，为寒湿内聚而脾阳虚衰之证也。方以补中益气汤加桂心、干姜以健脾益气，温阳化饮。

123. "一人年六十患虚损证" 案

一人年六十，患虚损证，身若麻木，足心如火，以参、芪、归、术、柴胡、白芍药、防风、荆芥、羌活、升麻、牛膝、牛蒡子。(《丹溪治法心要·卷八》)

按：本案为补中益气汤治疗脾胃虚弱导致风邪内陷的示例。

麻木者，气血虚弱；足心如火者，风邪随气血虚弱而内陷于阴分。故以人参、黄芪、当归、白术、芍药补益气血，荆芥、防风、升麻、柴胡、羌活升阳提邪，牛膝引药下行，牛蒡子清肺利咽。

以上凡应用补中益气汤示例共6例，连同前面的第44、73、89、111、113案，总共11案，各个案例，同中有异，例各不同，其同异之处，值得玩味。

124. "一人患虚损身发潮热" 案

一人患虚损，身发潮热，四肢无力，小柴胡合四物，加芪、术、麦冬、五味。(《丹溪治法心要·卷八》)

按：潮热者，乃邪热郁闭之故；脾主四肢，四肢无力者，为脾虚风陷之象。故以小柴胡汤清热提邪，再加黄芪、白术补脾升阳，麦冬、五味清肺养阴。柴胡在经方里面的主要功能是提出热邪，丹溪正是在这个意义上使用柴胡的。本案应与前面第80案"一人天明时发微寒"互参。

125. "一人年四十六" 案

一人年四十六，能饮酒，患虚损证，连夜发热不止，四物汤加甘蔗汁、鸡矩子、干葛、白豆蔻、青皮。(《朱丹溪治法心要·卷八》)

按："连夜"者，揆其文义，应该是"一连数夜"之义。本为虚损证，一连数夜发热不止，是阴虚阳陷无疑矣。故以四物汤补阴养血，加葛根清热散邪，甘蔗汁、枳椇子解酒毒，白蔻、青皮理气化湿。因为是饮酒所致脾胃湿热内聚，故以葛根清热，升提郁热，而不用柴胡。

126. "一人患虚损" 案

一人患虚损，发热盗汗，梦遗，四物汤加参、术、黄芪、地骨皮、防风。(《丹溪治法心要·卷八》)

按：发热梦遗为阴虚阳亢，盗汗为脾肾气阴不足而风邪羁留，故以四物汤补血滋阴，地骨皮清虚热，人参、白术补益脾胃，黄芪升阳固表，防风疏风。李东垣云："防风治一身尽痛，随所引而至，乃风药中润剂也。若补脾胃，非此引用不能行。凡脊痛项强，不可回顾，腰似折，项似拔者，乃手足太阳证，正当用防风。凡疮在胸膈以上，虽无手足太阳证亦当用之，为能散结，去上部风。病人身体拘倦者风也，诸疮见此证，亦须用之。钱仲阳泻黄散中倍用防风者，乃于土中泻木也。防风能制黄芪，黄芪得防风其功愈大，乃相畏而相使也。"由此可知，防风与黄芪相伍，原为传统用法，而有相需为用之功效也。

127. "一人患虚损咳嗽吐血" 案

一人患虚损，咳嗽吐血，四物汤加参、术、黄芩、款花、五味、黄柏、知母、贝母、天冬、麦冬、桑皮、杏仁。(《丹溪治法心要·卷八》)

按：本案为虚损咳嗽阴虚郁热用药示例。

久患虚损者，脾胃无生化之源，金水亦虚，故以四物汤补益阴血，人参、白术补土生金，黄芩清肺热，黄柏、知母清热凉血，二冬、五味润肺止咳，杏仁宣肺，桑皮、贝母、款冬润肺化痰止咳。

128．"一人五十一岁患虚损"案

一人五十一岁，患虚损，咳嗽，吐血如红缕。四物汤换生地，加黄柏、知母、黄芩、贝母、桑皮、杏仁、款花、天冬、麦冬、五味、紫菀、小蓟汁一合，白蜡七分。（《丹溪治法心要·卷八》）

按：本案亦为虚损咳嗽阴虚郁热用药示例。

虚损者，肺肾阴虚也。吐之如红缕者，阴虚且火旺也。若血分有火而阴血未至于消铄地步，则必吐血而不能凝聚如缕也。故以四物汤去熟地，换生地滋阴凉血，补益金水，再加黄芩、桑皮清泻肺热，知母、黄柏凉血降火，二冬、五味补阴敛肺，杏仁宣肺，紫菀利痰，款冬止咳，小蓟凉血，白蜡收涩止血。

129．"一老人口极渴"案

一老人口极渴，午后燥热起，此阴虚。老人忌天花粉，恐损胃，四物去芎，加知、柏、五味、参、术、麦冬、陈皮、甘草。（《丹溪治法心要·卷八》）

按：口干不饮为阴虚，若口极渴而能饮，则为阴虚而胃气亦大虚矣，故以饮水自救也。既然胃气大虚，则甘寒损胃的天花粉亦不可服用。故以四物汤去辛燥之川芎，加知母、黄柏凉血，甘草、陈皮健脾和胃，合生脉散益气生津。丹溪认为，天花粉甘寒，易于损伤胃气，必为其平日经验所知者，值得重视。

130．"一人患虚损大吐血"案

一人患虚损，大吐血，四物汤换生地黄，加大黄、人参、山茶花、青黛。（《丹溪治法心要·卷八》）

按：吐血虽多为热证，而大吐血则为胃火上冲无疑矣。虚损病证为肺肾阴虚郁热，故以四物汤去熟地，加生地补阴凉血；大黄以下夺上逆之邪气；青黛极苦寒，以清肝凉血；山茶花凉血止血。丹溪云："治吐、衄血上行，郁金为末，姜汁、童便、好酒调服。如无郁金，则以山茶花代之。"

以上各案以及第 109、110、114、147、153、155、156、159、166 案共 15 案，均为四物汤的应用示例，与补中益气汤案例一样，也是同中有异。丹溪善于辨证使用补中益气汤、四物汤、四君子汤、小柴胡汤。也可以说，后世薛立斋、周慎柔、张景岳等人治疗虚损病的理论，实际上是李东垣、朱丹溪临床经验的滥觞。

131. "一人患虚损，手足心发热不可当" 案

一人患发热，手足心发热不可当，小柴胡汤加前胡、香附、黄连。(《丹溪治法心要·卷八》)

按：脾主四肢，手足心发热者，少阳邪热克乘脾土而又陷于脾土之中。大约内伤病中，邪陷发热每多表现为热甚如火，如前第 116 案"一人患伤寒发热如火"，又如第 121 案"一人五十三岁患发热如火"，都是如此。故以小柴胡汤清热提邪；加前胡者，清金以制木；加香附以疏肝；黄连以泻肝火。

132. "一人虚损吐臭痰" 案

一人虚损，吐臭痰，四君子加白芷、天冬、麦冬、五味、知母、贝母。(《丹溪治法心要·卷八》)

按：虚损为脾胃虚弱致使阴血亏虚。阴血亏虚而吐痰，自然是脾胃虚弱运化不及，土不生金，金弱津亏而化燥痰所致。故以四君子汤补土以生金，加白芷芳香开胃化湿，二冬、五味、知贝清肺养阴，润燥化痰。

以上数案若不署名丹溪，则与薛立斋医案几无区别，故余谓丹溪治疗虚损诸法与后世薛立斋、周慎柔、张景岳等人一脉相承，洵不虚言也，亦可知中医发展

是一个不断进步的历史过程。吾人今日学习中医临床，实不必固守一家一说以为自得之秘，而应通识各家，博采众说，努力实践，不断探索，力争超越前人也。

133. "一人患虚损，一身俱是块" 案

一人患虚损，一身俱是块，乃一身俱是痰也，二陈汤加白芥子研入，并姜炒黄连，同煎服之。(《丹溪治法心要·卷八》)

按："一身俱是块"者，皮下痰饮结聚也。故以二陈汤祛痰，加白芥子以消皮里膜外之痰核，加黄连以降气清热。盖脾胃为生痰之源，而痰湿久蕴必成痰火内伏之病机也。

134. "一妇人产后泄泻不禁" 案

一妇人产后泄泻不禁，用人参五钱，白术七钱，附子一钱半，二服而愈。(《丹溪治法心要·卷八》)

按：产后气虚泄泻本为常见病症，若泄泻不禁，谓泻次频繁无度，则脾气虚弱及于脾阳，故以人参补产后元气之虚乏，白术健脾燥湿，附子温阳。此以泄泻不禁为脾阳虚弱的辨证依据，值得注意。

135. "一人患泄泻" 案

一人患泄泻，四肢强直，昏不知人，呼不回顾，四君子汤加木香、附子、干姜、乌药，服之愈。(《丹溪治法心要·卷八》)

按：本案为少阴亡阳证的证治案例。

肢强神昏不知人者，脾虚累及心阳大虚也，然未至于四肢厥逆，则与《伤寒论》少阴亡阳证有间，故以四君子汤补脾益气，加干姜、附子温阳散寒，木香、乌药温脾理气。

136. "一人数年呕吐酸水" 案

一人数年呕吐酸水,时作止,便涩肠鸣,白术、枳实、茱萸、苍术、缩砂、陈皮、茯苓、香附、贝母、生甘草、白蔻仁、滑石,上煎服。(《丹溪治法心要·卷四》)

按: 本案属于中焦饮证兼上焦伏热。

本方的白术、枳实、陈皮、茯苓,即《外台》茯苓饮去人参、生姜。本案以呕酸为主,无用其甘腻,故去人参。大便结涩,故去生姜。加苍术、白豆蔻化湿,砂仁止呕下气,亦为丹溪治呕常法。时作时止者,肝郁气滞之象,故加香附以降肝气,贝母以润金制木。大便涩滞不畅,复加滑石重坠沉降以利湿。加甘草者,丹溪云滑石"无甘草和之勿用"。肠鸣为冷气攻冲,故加吴茱萸逐寒平肝。

另,呕酸有寒热之分。临床所见还有吞酸与泛酸的情况。吞酸者,酸腐之气随嗳气而上下,与泛酸之酸水自口中流出异。前者多热多滞,后者多湿多寒。

137. "郑显夫年六十余" 案

郑显夫年六十余,因大怒,遂昏仆,四肢不用。丹溪曰:"怒则火起于肝,手足厥阴二经气闭而不行,故神无知。怒甚则伤于筋,纵,其若不容,故手足不用。"乃以连、柏泻其上逆之火,香附降其肝气。一二日,神智渐回,再调其气血,全愈。(《古今医案按·卷一·类中》)

按: 此案为肝气上逆引起的类中证。

神昏无知觉,知其为肝气上逆于头巅。暴怒则足厥阴肝气上逆而无宣泄之机,手足同名经脉原本相通,故手厥阴心包热闭而神昏无知。故以黄连清降肝火;年高阴虚阳易亢,再以黄柏清泻心包相火;又以香附苦辛香疏导降气。

138. "一室女因事忤意" 案

丹溪治一室女因事忤意，郁结在脾，半年不食，但日食熟菱大枣数枚，遇喜，食馒头弹子大，深恶粥饭。朱意脾气实，非枳实不能散，以温胆汤去竹茹，数十帖而安。(《古今医案按·卷二·不食》)

按：不食为中医一传统病名，其主证为厌恶饮食，与通常所说的纳差并不同，大约与现代医学的神经性厌食症相似。通常所说的纳差只是饭量小，而本证却可以导致死亡，这就是"不食"作为一个单独的病名被提出的原因。本案病史为"因事忤意"，脾主意，思虑郁结于脾，久则痰气凝结，故深恶饮食。其治疗以温胆汤去竹茹之甘凉，豁痰理气，降气散结。

余近十余年治疗厌食症多例，其中一例十五六岁女孩，长期每日进食不足一两，而形体如常，并不见消瘦，所谓痰饮亦能养人者也，至今印象深刻。殆因改革开放以来社会日益富足，而许多家庭父母无知，许多儿童不能得到均衡饮食营养，遂形成此类时下日益增多的厌食病患矣。

139. "又治一少妇年十九" 案

又治一少妇，年十九，因不如意，遂膈满，不食累月，急甚，不能起坐，已午间发热面赤，酉戌方退，夜间小便数而点滴，月经极少，脉沉涩短小，重取皆有。此气不遂而郁于胃口，内有瘀血，却因病久，元气已虚，中宫又以勉强进食，郁而生痰，法宜补泻兼施。以参、术各二钱，茯苓、橘皮各一钱，红花六分，食前煎服。少顷，与神佑丸减轻粉牵牛为细丸，如芝麻大，唾津咽十五丸。日夜二药各四服，次日食进，三日热退而愈。(《古今医案按·卷二·不食》)

按：本案亦为气郁不食案，然与前案有异：一为膈满，脉沉涩短小，重取仍应指不弱。沉为气虚，涩短为气郁，久之络阻，导致血瘀，此为邪实之据。膈满不食者，必因勉强进食，遂形成中焦痰积。二为前半日巳午时辰发热，后半日酉戌时辰自退，此为阳气已虚之象。合而论之，本案为正虚邪实证，故以人参、白术补气健脾，茯苓、橘红和胃理气，红花活血，又以神佑丸减轻粉牵牛之峻烈攻逐痰饮。神佑丸少量频投者，固护胃气而又使药力持续之法也。

140. "一妇人久痢"案

丹溪治一妇人久痢，因哭子变疟，医与四兽饮之类，一日五六作，汗如雨不止，凡两月。朱诊之，脉微数，食少，疲甚。盖痢后无阴，悲哀伤气，又进湿热之药，助起旺火，正气愈虚。今汗已大出，无邪可治，阴虚阳散，死在旦夕，岂小剂之所能补！遂用参、术各二两，白芍一两，黄芪五钱，炙甘草二钱，浓煎频服两日，寒热即止而愈。（《古今医案按·卷三·疟》）

按：四兽饮见《三因极一病证方论》卷六，其方由半夏、茯苓、人参、草果、陈皮、甘草、乌梅肉、白术、生姜、红枣各等份组成。本案久痢后损伤阴血，复悲哀伤心气，医者又进人参、白术温补，导致湿热壅盛，发为汗出如雨，脉象微弱，已有阴阳离绝之势，非大剂参、术不足以挽回危局。既然脉象微弱，而本方不用干姜、附子回阳救逆者，以其人阴阳并虚，若投辛燥，必然汗出而亡也。本方以人参、白术补血益气，黄芪固卫，甘草稳固中州，白芍敛阴补血，大剂浓煎，两日后汗收而阳回。

本案初看似乎伏热证，盖以三阳经有汗，三阴经不得有汗，况前面又服过人参温补之味。而丹溪分析病史，指出"今汗已大出，无邪可治"，则"汗如雨不止"实为阴阳将欲离绝的虚脱之汗无疑矣。本案之病机得到正确解释，以法投剂果然获效。若不能对于本案病机进行辨证论治，何以挽救此垂危之证哉！

141. "一少妇身小味厚"案

又治一少妇，身小味厚，疟月余，间日发于申酉，头痛身热，寒多，口干，喜饮极热辣汤，脉伏，面色惨晦，作实热痰治之。以十枣汤为末，粥丸如黍米大，津咽十粒，日三次。令淡饮食，半月后大汗而愈。（《古今医案按·卷三·疟》）

按： 壮年而身小者，筋骨致密体实之人可知。味厚谓平素饮食厚味，乃湿热内蕴之源。新疟发于申酉阳明时辰，属于实证无疑。口干为热，而复喜饮极热辣汤者，痰饮为阴邪，得热则气机暂时流通之故。脉伏，面色惨晦，正为阴邪闭阻之象。故以十枣汤攻逐痰饮。值得注意的是，本案用十枣汤与原方用法要求的每次一钱匕不同，而是小剂缓投，俾痰饮逐渐消散，最后里外气机得以宣通，而大汗出后病愈。

142. "一人六月投渊取鱼" 案

丹溪治一人，六月投渊取鱼，至秋深雨凉，半夜小腹痛甚，大汗，脉沉弦细实，重取如循刀责责然，与大承气汤加桂二服，微利痛止，仍连日于申酉时复痛，坚硬不可近。每与前药，得微利，痛暂止。于前药加桃仁泥，下紫黑血升余，痛亦止，脉虽稍减，而责责然犹在。又以前药加川附子，下大便五行，有紫黑血如破絮者二升有余。又伤食，于酉时复痛在脐腹间，脉和，与小建中汤，一服而愈。（《古今医案按·卷七·腹痛》）

按： "六月投渊取鱼"即入水捕鱼，且直至秋凉，则暑热夹寒湿被秋凉闭郁可知。半夜小腹痛而大汗出，脉沉弦细有力，知寒凉束闭，伏热内结化燥，故以大承气汤加桂以攻下兼温通止痛。虽然得微利，仍连日于申酉时复痛，局部坚硬拒按。盖秋季属于燥金之季节，申酉时又属阳明燥金之时，病程日久且又坚硬拒按，则暑邪寒湿为燥金敛涩凝炼，且入血络成为坚结癥块矣。故以大承气汤加桃仁，果然下瘀血升余。痛虽大止，而脉象犹责责然坚硬，是虽经攻下而寒湿内结未得消解，于是再以前方加附子通阳泄浊，寒湿随瘀血复泻下。后来又复于酉时痛于脐腹，若以部位与时辰论，有伤食可能，然而脉象和平，必然属于屡经攻逐，脾阳不振，饮食难化，即与小建中汤温阳建中，一剂而愈。

143. "一人患痢久不愈" 案

一人患痢久不愈，脉沉细弦促，右为甚，日夜数十行，下清涕，有紫黑血丝，食少，丹溪曰："此瘀血痢也，凡饱食后疾走，或极力叫号殴跌，多受疼痛，大怒不泄，补塞太过，火酒火肉，皆致此病。此人以非罪受责故也。"乃以乳香、没药、桃仁、滑石佐以木香、槟榔、大黄，神曲糊丸，米饮下百丸，再服，大下秽物而愈。(《古今医案按·卷三·痢》)

按： "此人以非罪受责故也"，是问诊的结果。本案久痢而病程长，虽脉象沉细，似乎虚寒，然弦促又非纯虚之象，况下紫黑血丝，久病易于入络成瘀，由此而推想属于瘀血痢。然后问诊得知，曾经非罪受杖责，于是病机诊断得到证实矣。由此可知，辨证必须首推病史，而当下之形气色泽位居其次，此为辨证论治总原则也。本案用药以滑石重坠滑利；其清涕状之黏液湿浊，又以善治跌打杖伤之乳香、没药活血化瘀，疏通经络；桃仁活血，去瘀生新；木香理气温中；槟榔下气消积；神曲消积化湿；大黄攻下，引导死血宿瘀下行。米饮下百丸者，重剂辅以谷气以鼓舞正气，祛邪而不损耗脾胃之气也。

144. "一妇病不知人"案

丹溪治一妇，病不知人，稍苏即号叫数声而复昏。朱诊之，肝脉弦数且滑，曰：此怒火所为，盖得之怒而饮酒也。诘之，以不得于夫，每夜必引满自酌解其怀。朱治之以流痰降火之剂，而加香附以散肝分之郁，立愈。(《古今医案按·卷三·厥》)

按： 本案属于气厥证，由于气怒复饮酒浇愁，又形成痰饮，木气郁滞不得发泄，进而肝气冲逆，痰火阻滞心窍，发为暴厥。脉象弦数滑者，痰气化火之象也，故以流痰降火法加香附辛香理气疏肝。

145. "一壮年恶寒多服附子"案

丹溪治一壮年，恶寒，多服附子，病甚，脉弦而似缓，以江茶入姜汁、香油些少，吐痰一升，减绵衣大半。又与防风通圣散，去麻黄、硝、黄，加地黄，百帖而安。知其燥热已多，血伤亦深，须淡食以养胃，内观以养神，则水可升，火

可降，必多服补血凉血药乃可。否则内外不静，肾水不生，附毒必发，彼以为迂，果疽发背死。（《古今医案按·卷四·恶寒》）

按：何以知本案之恶寒非阳虚而为实证耶？首先，患者为一壮年人；其次，脉象弦为痰饮，而非阳虚之象，似缓则为气机郁滞之象。病史为恶寒而多服附子，病情不减反而加重，故判断为痰火内闭也。本案虽然恶寒甚，但无脉紧、头痛项强、身痛肢痛等太阳病伤寒证候，则显系痰火闭阻无疑，故径直以吐法涌吐痰涎。吐法即寓发汗之意，然后又以防风通圣散去麻黄之发汗，硝、黄之攻下，加生地黄以凉血养阴。本案由于误服附子以后未能及时清解，最终痛疽发背而死。误服附子可以导致热毒内蕴，从而损人寿命，这也是丹溪举此案例的用意。

《本草从新》曰："姜汁开痰，治噎膈反胃。"茶叶功效为清头目，除烦渴，消食化痰，利尿解毒。《本草纲目》曰："茶叶浓煎，吐风热痰涎。"麻油又名胡麻油、乌麻油、脂麻油、香油、生油、清油，性味甘凉，功能清头目，除烦渴，消食化痰，利尿解毒。《本草纲目》："解热毒，食毒、虫毒"。这几味药物都是常用的涌吐剂。

146. "一妇人年五十余形瘦面黑" 案

又治一妇人，年五十余，形瘦面黑，喜热恶寒，六月，两手脉沉而涩，重取似数，三黄丸下以姜汤，每三十粒，服三十次，微汗而安。（《古今医案按·卷四·恶寒》）

按：此案为真假寒热辨证示例。

壮年而形瘦面黑，阴虚内热之体不应有喜热恶寒表现，况时当六月盛夏之时，脉象沉涩，则此恶寒实为内热壅盛无疑。故以三黄丸（即《伤寒论》之大黄黄连泻心汤改丸剂）下以姜汤者，寒饮热用之反佐法，以免寒邪被遏而形成寒热格拒也。本案连续攻下三十次而愈，足见丹溪认证之准与治疗之胸有成竹也。

147. "一老妇形肥肌厚" 案

一老妇形肥肌厚，夏恶寒战慄，喜啜热，御绵，多汗，已服附子三十余，浑身痒甚，脉沉涩，重取稍大，知其热甚而血虚也。以四物汤去芎，倍地黄，加白术、黄芪、炒黄柏、生甘草、人参，每帖二两重，方与一帖，腹大泄，目无视，口无言，知其病热深而药无反佐之过也。以前药炒热即煎，盖借火力为向导，与一帖，利止，四帖精神回，十帖全愈。（《古今医案按·卷四·恶寒》）

按： 本案亦为真热假寒辨证示例。

形肥者应为阳虚体质，且夏季亦恶寒战慄而且喜食热，穿厚衣，似乎阳虚无疑，但三阴病的阳虚应无汗才是，三阳病则本应有汗出，可知本证仍然为热证矣。诊之脉则沉涩，涩为血虚，沉为伏象，服用附子后浑身痒甚，可知血虚而伏热郁闭也。故以四物汤去川芎，倍地黄滋阴养血。形肥者气虚为本，伏热为标证，故再加人参、白术补气健脾，加黄芪升阳托邪，黄柏凉血清热，生甘草清心泻火。每剂仅仅二两小剂，而服之后大泻、昏不知人者，知其寒热格拒，寒药不能消解伏热，反而徒增泄泻也。复改将药物炒热再煎服之，遂得以奏效。

丹溪云："火郁当发，看何经，轻者可降，重则从其性升之。实火可泻，小便降火极速。"（《金匮钩玄·卷一》）这是治疗火证的基本原则。本案即是从其性而升之方法的具体运用示例。

148. "一老妇性沉多怒"案

丹溪治一老妇，性沉多怒，大便下血十余年，食减形困，心摇动，或如烟熏，早起面微浮，血或暂止，则神思清，忤意则复作。百法不治，脉左浮大虚甚，久取滞涩而不匀，右沉涩细弱，寸沉欲绝。此气郁生涎，涎郁胸中，心气不升，经脉壅遏不降，心血绝，不能自养故也。非开涎不足以行气，非气升则血不归隧道，以壮脾药为君，二陈汤加红花、升麻、归身、酒黄连、青皮、贝母、泽泻、黄芪、酒芍药，每帖加附子一片，煎服。四帖后血止，去附，加干葛、丹皮、栀子。而烟熏除，乃去所加药，再加砂仁、炒曲、熟地黄、木香，倍参、术，服半月愈。（《古今医案按·卷四·下血》）

按： 本病便血十余年缠绵不愈，长期下血，故气血亏虚而食减形困，心中怔忡。"血止则神思转清"者，血止则营血尚可上营于心。"忤意则复作"者，肝气郁滞则心气不能上升而经脉壅遏。其面色如烟熏者，痰饮内聚于胸中，心阳不能下济，反而熏灼血脉。脾气不能收摄，营血不归经而随脾气下流，故便血难愈。"心血绝"谓营养心脏之营血不能循脉入心。脉左浮大虚甚为气虚表现。"久取滞涩而不匀"，为痰涎瘀血纠结沉伏之象。本案治疗方法，升阳以使营血归于经隧而不下流，化痰以开气散结为法，故以黄芪鼓舞脾气升举，二陈汤、泽泻、贝母、青皮化痰疏肝降气，当归、芍药补血，黄连清心，附子少量以激发阳气。二诊阳气上升而血止，故去附子，加葛根升清润燥，丹皮、栀子清热凉血。三诊去葛根、丹皮、栀子，再加人参、白术、砂仁、炒神曲、熟地、木香以补气血，健脾胃。

《灵枢·营卫生会》："黄帝曰：愿闻中焦之所出。岐伯答曰：中焦亦并胃中，出上焦之后，此所受气者，泌糟粕，蒸津液，化其精微，上注于肺脉，乃化而为血，以奉生身，莫贵于此，故独得行于经隧，命曰营气。"可见按照《内经》理论，脾脏虽然具有升清运化水谷的作用，但并不是直接形成营血的地方，营血的形成是在经脉，也就是肺脉之中。水谷之气经过心阳的温煦，才能够化以为营血，而不完全是今人所认为的脾脏的运化作用。因此，心阳如果不能温煦脾土，则水谷精微势必不能上注于肺脉而化为营血，而经脉之中已有的营血亦不能够按照正常路线循行，从而导致营血随郁陷的脾气下注而便血不止。因此，对于本案的便血病机，必须根据《内经》的脏腑经络理论来理解，这是我们学习古代医案时必须注意的。

149．"陈状元弟"案

丹溪治陈状元弟，因忧病咳唾血，面黧色，药之十日不效，谓其兄曰："此病得之失志伤肾，必用喜解，乃可愈。"即求一足衣食之地处之，于是大喜，即时色退，不药而愈。由是而言，治病必求其本，虽药中其病，苟不察其得病之因，亦不能愈也。（《古今医案按·卷五·七情》）

按：本案由于忧郁而咳血，且面色黧黑者，以气机郁滞，肺脉不能够归经之故。丹溪所指出的"治病必求其本，虽药中其病，苟不察其得病之因，亦不能愈也"，值得深思。"药中其病"只是眼下的方证对应，如果不知其证之来龙去脉，必然还是不能痊愈也。此语可以为我在前面所指出的"首重病史，其次才是四诊资料"的丹溪诊断原则下一注脚。这一原则虽然首倡于丹溪，但一直为后世医家奉为中医辨证施治的基本原则，莫能例外。

150. "一女新嫁后" 案

一女新嫁后，其夫经商二年不归，因不食，困卧如痴，无他病，多向里床坐。丹溪诊之，肝脉弦出寸口，曰：此思男子不得，气结于脾，药难独治，得喜可解。不然，令其怒。脾主思，过思则脾气结而不食。怒属肝木，木能克土，怒则气升发而冲，开脾气矣。其父掌其面，呵责之，号泣大怒，至三时许，令慰解之，与药一服，即索粥食矣。朱曰：思气虽解必得喜，庶不再结，乃诈以夫有书，且夕且归。后三月，夫果归而愈。（《古今医案按·卷五·七情》）

按：正如前案所说的"治病必求其本，虽药中其病，苟不察其得病之因，亦不能愈也"，本案也是审证求因的示范案例之一。本案以情志致病，而以五行生克关系疗之，值得我们学习运用。

151. "一人因心痛久服热药多" 案

丹溪治一人，因心痛，久服热药多，兼患吞酸，以二陈汤加芩、连、白术、桃仁、郁李仁、泽泻，服之累涌出酸苦黑水如烂木耳者。服久，心痛既愈，酸仍频作，有酸块自胸膈间筑上咽喉甚恶，以黄连浓煎冷，候酸块欲升，即与数滴饮之。半日许，下数次而愈。乃罢药淡粥调之一月。时已交春节旬余，中脘处微胀急，面带青，气微喘。时天尚寒，盖脾土久病衰弱，遇木气行令，脾受肝凌也，急以索矩六和汤与之，四日而安。（《古今医案按·卷五·吞酸吐酸》）

按：本案病史为因心痛久服热药过多，湿热与饮食结为腐秽，故以二陈汤加黄连清热，白术补脾，又加郁李仁合泽泻下气利水，服后心痛即愈。而吞酸仍然不止，病史既明，故径直以黄连一味苦降清热，直折热饮上逆，仅半日即愈。后又初春脘胀，乃病后脾胃久病衰弱，予六和汤和胃化湿而愈。

152. "一少年食后必吐出数口" 案

丹溪治一少年，食后必吐出数口，却不尽出，膈上时作声，面色如平人，病不在脾胃，而在膈间。其得病之由，乃因大怒未止，辄食面，故有此证。想其怒甚，则死血菀于上，积在膈间，碍气升降，津液因聚，为痰为饮，与血相搏而动，故作声也。用二陈加韭汁、萝卜子，二日以瓜蒂散吐之，再一日又吐之，痰中见血一盏，次日复吐之，见血一钟而愈。(《古今医案按·卷五·噎膈》)

按：本案亦属于"医者意也"之一例。盖"想其怒甚，则死血菀于上"者，以食面后未及消化则化为痰饮，然作声者势必非痰饮所为，当为有形之死血结块并于气上逆而触之有声也。至于瘀血形成之因，前面第144案云："此瘀血痛也，凡饱食后疾走，或极力叫号殴跌，多受疼痛，大怒不泄，补塞太过，火酒火肉，皆致此病"，可知很多种原因均可形成死血结聚。故以二陈汤豁痰化饮，再加韭汁、萝卜子，次日再加瓜蒂散催吐。韭汁，丹溪云："心痛，有食热物及怒郁，致死血留于胃口作痛者，宜用韭汁、桔梗加入药中，开提气血。有肾气上攻以致心痛者，宜用韭汁和五苓散为丸，空心茴香汤下。盖韭性急，能散胃口血滞也。"

153. "一人不能顿食" 案

又一人不能顿食，喜频食，一日忽咽膈壅塞，大便燥结，脉涩，似真脏脉，喜其形瘦而色紫黑，病见乎冬，却有生意，以四物加白术、陈皮浓煎，入桃仁十二粒研，再沸饮之，更多食诸般血以助药力。四十余帖而便润，七十帖而食进，百帖而安。(《古今医案按·卷五·吞酸吐酸》)

按："不能顿食，喜频食"者，已有食道涩滞不利的噎膈病征象，而忽然咽膈壅塞，大便燥结，脉涩，则确实符合噎膈病证候矣。但涩脉虽为肺，属燥金，而时当冬令寒水季节，病人又形瘦色黑，体质属水，却不为逆，故丹溪云："却有生意"。方以四物汤补水生血，加白术、陈皮补脾和胃，再加桃仁活血祛瘀，更多食诸血以补益营血。虽百帖而终获安，亦说明燥邪耗损阴液，治之不易。

154. "吴辉妻孕时足肿" 案

又治吴辉妻孕时足肿，七月初旬，产后二日，因洗浴即气喘，但坐不得卧者五月矣，恶寒，得暖稍宽，两关脉动，尺寸皆虚无，百药不效。朱以丹皮、桃仁、桂枝、茯苓、干姜、五味、枳实、浓朴、桑皮、紫苏、栝楼实煎服，一服即宽，三服得卧，病如失。盖作污血感寒治之也。(《古今医案按·卷五·喘》)

按：孕时足肿为脾虚水泛所致。七月暑令因洗浴感邪而气喘，百药不效，则知非寒邪外侵，实恶血未及消散而气虚感邪也。脉尺寸皆虚无，可知气虚之甚，而两关脉动者，中焦寒湿结聚之象。虽然体虚仍当以祛邪为急，故以桂枝茯苓丸减去苦寒之芍药，以桃仁活血，丹皮化瘀，桂枝温阳通经，茯苓利湿，加干姜散寒，紫苏、枳实、厚朴理气降气，桑皮、瓜蒌豁痰降肺平喘，五味子纳气归肾。

155. "一女子禀厚患胸腹胀满" 案

又治一女子，禀厚，患胸腹胀满，自用下药，利十数行，胀满如故。脉皆大，按则散而无力。朱曰：此表证，反攻里，当死，赖质厚，时又在室，可救也，但寿损矣。以四物加参、术、陈皮、炙甘草，煎服，至半月尚未退。自用萝卜种煎浴一度，又虚其表。遂以前方去芍药、地黄，加黄芪，倍白术，大剂浓煎饮之，又以参为丸吞之。十日后，乃得如初病时。然食难化而自利，以参、术为君，肉果、诃子为臣，稍加陈皮、山楂为佐使，粥丸吞之，四五十帖而安。(《古今医案按·卷五·肿胀》)

按：脉浮大，因其攻下之后，浮象不著但仍大，而非通常里证的沉小或弦类，故曰："此表证。"表证而攻下必死者，《伤寒论》第132条："结胸证，其脉浮大者，不可下，下之则死。"丹溪救之以四物汤补阴，加人参、白术、陈皮、甘草，等于八珍汤去茯苓，又嫌其滋腻，而稍加陈皮。服后效不著，患者自用萝卜种煎浴。关于萝卜用法，《随息居饮食谱》曰："凡一切喉症，时行瘟疫，斑疹疟痢，水土不服，饮食停滞，痞满疳疮，胀泻，脚气，痧毒诸病，洗尽浓煎服之。"煎浴以发汗为民间治病方法，"萝卜种"者，民间验方有用经霜萝卜熏蒸以发汗者。然后除去前方中地黄、芍药之阴腻，加黄芪，倍白术，又吞服人参，方得恢复如前。由此可见，表证误下之后果如此严重。临床医生本以治病救人为使命，又岂敢不认真学习经典理论与历代医家医案，而于临诊之际草率从事，视开方治病如同儿戏哉！

156. "陈时叔年四十余"案

又治陈时叔，年四十余，性嗜酒，大便时见血，于春间患胀，色黑而腹大，其形如鬼。诊其脉数而涩，重似弱，属阴虚，朱以四物汤加芩、连、木通、白术、陈皮、厚朴、生甘草作汤与之，近一年而安。（《古今医案按·卷五·肿胀》）

按：嗜酒，酒性入肝胆，导致肝胆湿热；便血者，乃心与小肠血分间伏热；其人色黑、脉涩弱，阴虚可知。故以四物汤补阴，加黄芩、黄连以清肝胆之湿热，生甘草、木通清心导热下行，白术、厚朴、陈皮健脾燥湿。

本案为湿热内蕴之鼓证，因为其形色属阴虚，故仍以补阴法佐清利湿热治之，乃"相体治病"之范例也。

157. "一妇人有孕六阅月"案

丹溪治一妇人，有孕六阅月，发痫，手足扬掷，面紫黑，合眼流涎，昏愦。每苏，医与镇灵丹五十帖，时作时止，至产后方自愈。其夫疑丹毒发，求治。脉举弦按涩，至骨则沉滞数。朱意其痫必于五月复作，应前旧时。至则果作，皆巳（脾）午（心）时。乃制防风通圣散减甘草，加桃仁、红花。或服或吐，四五剂渐轻，发疥而愈。（《古今医案按·卷六·痫》）

按：镇灵丹出《普济方》，原方组成为：太阴玄精石一两，硫黄一两，盆硝一两。方剂主治为："中暍。冰雪不能解者，阴阳交错，中脘痞塞，头疼恶心。"本方属于治疗寒热互结急症之成药。

面色紫黑即有伏热之象，脉重按至骨沉滞不清而数则伏热极深无疑矣。丹溪认为必于五月复发者，以五月为火属心，至五月则伏热随天气之阳气升腾而有宣泄之机，因而旧恙复发也。故以防风通圣散宣泄内外，表里双解。加桃仁、红花者，以久病在络，况面色紫黑原有瘀血之象也。

本案连同第 1、15、25、35、41、54、64、79、145 案，共 10 案，都是采用吐法的案例，可知朱丹溪很善于应用此法。而后世应用吐法治病者却越来越少，因此，这些案例都是很值得我们进一步研究和学习的重要资料。

158. "一妇人积怒嗜酒病痫" 案

一妇人积怒嗜酒病痫，目上视，扬手掷足，筋牵，喉响流涎。定则昏昧，腹胀疼冲心，头至胸大汗。痛与痫间作，昼夜不息。此肝有怒邪，因血少而气独行，脾受刑，肺胃间久有酒痰，为肝气所侮，郁而为痛。酒性喜动，出入升降，入内则痛，出外则痫。丹溪乘其入内之时，用竹沥、姜汁、参术膏等药甚多，痫痛间作无度。乘痛时，灸大敦、行间、中脘，间以陈皮、芍药、甘草、川芎汤，调膏与竹沥，服之无数，又灸大冲、然谷、巨阙及大指半甲肉，且言鬼怪，怒骂巫者。朱曰：邪乘虚而入，理或有之，与前药，佐以荆沥除痰，又用秦承祖灸鬼法，哀告我自去。余证调理而安。（《古今医案按·卷六·痫》）

按： 本案体质为血虚肝盛，病因为嗜酒、积怒两端。嗜酒则肝胆积热，血虚肝盛、积怒郁极则肝气发如疾风，克乘脾土。酒热痰饮积聚于中焦，肝气攻冲则为痛为痫，此为本案之病机。丹溪于其痫症暂时未发之际，用竹沥、姜汁、参、术等涤痰益气健脾药无效，于是乘痛发时灸大敦、行间、中脘等穴以温阳散寒止痛，又用陈皮、芍药、甘草、川芎调入参术膏、竹沥以平肝健脾，补益气血。服药甚多，仍然不效。又灸太冲、然谷、巨厥穴以疏通足厥阴、足少阴以及血海经气，再用秦承祖灸鬼法（即丹溪所说大指半甲肉），复加荆沥豁痰，再用前法灸之，终获全安。由此案可以看到，痫症治疗确属不易，古今亦然。

附：《针灸聚英》载有秦承祖灸鬼法云："鬼哭穴以两手大指相并缚，用艾炷骑缝灸之，令两甲角后肉四处着火，一处不着则不效。"

159. "一女八岁病痫" 案

一女八岁病痫，遇阴雨及惊则作，羊鸣吐涎，知其胎受惊也，但病深不愈，乃以烧丹丸，继以四物汤入黄连、生甘草，随时令加减，且令淡味以助药力，半年而愈。（《古今医案按·卷六·痫》）

按：烧丹丸出自明代王銮《幼科类萃》卷十九，方剂组成为：玄精石、轻粉各一钱，粉霜、硼砂各五分，研细，入寒食面一钱，水丸，再用面裹煨黄，研丸。主治：小儿食癖、乳癖，每日午后发寒热，咳嗽，胁下结硬，胎惊发痫。方中轻粉功效为杀虫攻毒，祛腐止痒，祛痰逐水，通便。粉霜又名白雪、水银霜、白灵砂、白粉霜，功效为利水通便，攻毒蚀恶肉，杀虫。这两种药物都是汞化合物。玄精石又名太阴玄精、太阴玄精石、太乙玄精石、阴精石、玄英石、龟背玄精石，功效为滋阴降火，软坚消痰。硼砂的功效为清热消痰，解毒防腐。这几种药物都有毒性，也都是峻猛的祛痰药物。本案遇到阴雨及惊吓则发作，乃痰饮内结的表现，故集中数种峻猛祛痰药物以攻逐痰饮，伍以四物汤补阴，加黄连、生甘草清心泻火。

又，"随时令加减"者，李东垣《脾胃论》有"补泻在味，随时换气"的用药原则，意思是根据病情，应用味道治疗，又根据时令的变化随时变换药物的气。这个基本原则一直为朱丹溪以及后世很多医家所遵守。

160. "丹溪壮年有梦遗" 等五案

丹溪壮年有梦遗证，用凤髓丹、河间秘真丸，唯有小效，遗终不除，改用远志、菖蒲、桑螵蛸、益智仁、韭子、枣仁、牡蛎、龙骨、锁阳等为丸，服之寻愈。

一人年六十五，精滑常流，丹溪以黄柏、知母、蛤粉、牡蛎、山药饭丸，盐汤下。

一人每至夜，脊心热而梦遗，丹溪用珍珠粉丸、猪苓丸，遗止，终服紫雪，脊热毕除。

又二中年男子，皆梦遗，医与涩药反甚，连遗数夜，丹溪先与神芎丸大下之，继制猪苓丸，服之皆痊。

一人虚损，盗汗遗精白浊，丹溪用四物加参、术、牡蛎、五味、杜仲煎服而愈。（《古今医案按·卷六·遗精》）

按：第一案，梦遗当为阴虚火旺例，然初用清热法，虽有小效而不能根除，最后以温涩法治愈。

第二案，精滑常流应为虚证滑脱不禁类，而治之以知柏等清热化痰之法。

第三案，晚间梦遗似为阴虚，而终以清心开窍、泻火散结的紫雪丹收功。

第四案，神芎丸出《宣明论方》卷四，方剂组成为：大黄二两，黄芩二两，牵牛四两，滑石四两，黄连半两，薄荷半两，川芎半两。主治："痰火内郁，风热上侵，烦躁多渴，心神不宁，口舌生疮，咽喉干痛，胸脘痞闷，肢体麻痹，皮肤瘙痒，大便干结，小便赤涩，小儿积热惊风，梦遗。"本案遗精给予固涩药反而加重，且一连数晚皆遗精，可知属于湿热无疑，故径直予神芎丸攻下，然后又给予开郁导滞的猪苓丸通窍利湿而愈。猪苓丸出《本事方》卷三，方剂组成为：半夏一两（破如豆大），木猪苓四两。功效为"开郁滞"。原书注曰："半夏有利性，而猪苓导水，盖导肾气使通之意。"《本事方释义》曰："木猪苓气味苦微寒，入足太阳；半夏气味辛温，入足阳明；送药以酒盐汤者，欲药性之下行也。"

第五案为虚损病，盗汗遗精白浊，则以四物汤补益阴血，加参、术补气，牡蛎、五味子收涩心肾，杜仲补益肝肾精气。为遗精之正治。

以上五案说明，本病诊断不可拘执于书本知识，而必须以实际证候与病机为依据辨证论治。其次，本病虽然证情多端，实际上还是热证居多，阴虚证居多，这是应该注意到的。

161. "镇海万户萧伯善" 案

镇海万户萧伯善，以便浊而精不禁，百药罔效，丹溪用倒仓法而愈，于此见梦遗属郁滞者多矣。（《古今医案按·卷六·遗精》）

按： 关于倒仓法，丹溪《格致余论·倒仓论》："经曰：肠胃为市。以其无物不有，而谷最为多，故谓之仓，若积谷之室也。倒者，倾去旧积而涤濯，使之洁净也。胃居中属土，喜容受而不能自运者也。人之饮食，遇适口之物，宁无过量而伤积者乎？七情之偏，五味之浓，宁无伤于冲和之德乎？糟粕之余，停痰瘀血，互相纠缠，日积月深，郁结成聚，甚如桃核之穰，诸般奇形之虫，中宫不清矣，土德不和矣。诚于中，形于外，发为瘫痪，为痨瘵，为蛊胀，为癫疾，为无名奇病。先哲制为万病丸、温白丸等剂，攻补兼施，寒热并用，期中病情，非不功巧，然不若倒仓之为便捷者也。以黄牡牛择肥者买一二十斤，长流水煮烂，融入汤中为液，以绵滤出渣滓，取净汁，再入锅中，文武火熬至琥珀色则成矣。每饮一钟，少时又饮，如此者积数十钟，寒月则重汤温而饮之。病在上者欲其吐多，病在下者欲其利多，病在中者欲其吐下俱多，全在活法而为之缓急多寡也。须先置一室，明快而不通风者，以安病患。视所出之物，可尽病根则止。吐利后或渴，不得饮汤，其小便必长，取以饮病者，名曰轮回酒，与一二碗，非唯可以止渴，抑且可以涤濯余垢。睡一二日，觉肌甚，乃与粥淡食之，待三日后，始与小菜羹。自养半月，觉精神焕发，形体轻健，沉疴安矣。其后须五年忌食牛肉。吾师许文懿公始病心痛，用热燥香辛，如丁、附、桂、姜辈，治数年而足挛痛，甚且恶寒而多呕，甚而至于灵砂、墨锡、黄芽秒丹，继之艾火十余万，又杂治数年而痛益甚，自度为废人矣，众工亦技穷矣。如此者又数年，困甚，烦渴恶食者一月，已服通圣散半月余，而大腑逼迫后重，肛门热气如烧，始时下积滞如五色烂锦者，又如烛油腻者，近半月而病似退减，又半月而略思谷，唯两足难移，计无所出。至次年三月，遂作此法，节节如应，因得为全人。次年再得一男，又十四年而寿终。又一妇人，久年香港脚，吐利而安。又临海林兄患久嗽吐血，发热消瘦，众以瘵治之，百方不应。召予视之，脉两手弦数，日轻夜重。计无所出，亦因此而安。时冬十月也，第三年得一子。又镇守百户萧伯善公，以便浊而精不禁，亲与试之有效。夫牛坤土也，黄土之色也，以顺为德，而效法乎健以为功者，牡之用也。肉者胃之乐也，熟而为液，无形之物也，横散入肉，经由肠胃而渗透肤腠毛窍爪甲，无不入也。积聚久则形质成，根据附肠胃，回薄曲折处，以为栖泊之窠臼，阻碍津液，气血熏蒸，燔灼成病，自非倒肠刮骨之神妙，孰能去之。又岂以合勺铢两之丸散所能窥犯其藩墙户牖乎。切详肉液之散溢，肠胃受之，其浓皆倍于前，有似乎肿。其回薄曲折处，非复向日之旧肉液，充满流行，有如洪水泛涨，其浮陈朽，皆推逐荡漾，顺流而下，不可停留。表者因吐而汗，清道者自吐而涌，浊道者自泄而去，凡属滞碍，一洗而空。牛肉全重浓和顺之性，盎然涣然，润泽枯槁，补益虚损，宁无精神焕发之乐乎。正似武王克商之后，散财发粟，以赈殷民之望也。其方出于西域之至人，于中年后可行一二次，亦却疾养寿之一助也。"

明·楼英《医学纲目·与戴肃斋书》云："倒仓法非敢吝也，志于学人不多也。然患者往往狃于苟安，而靠后功夫，全藉自饮轮回酒十余杯，以祛逐余垢，迎接调匀，新布荣卫，使脏腑育膜生意敷畅，有脱胎换骨之功者也。多嫌其秽而不肯吃，若非明物理通造化者，其肯视为美酝良药乎。前日相见时，失议此一节，盖有数人曾因此成中辍者，宁不功亏一篑，徒尔跋涉，且是暴殄天物。敢此详告。又，中间饮到七八钟后，药力经涉经络骨节中搜逐宿垢，正邪宁不悟，必有急闷，似痛非痛，有一段恶况。此皆好消息，邪不胜正，将就擒耳，尤须忍耐而受。又于欲吐未吐，欲泄未泄，或吐泻交作时，自有恼眈意思，皆须欢喜乐受，一听医者以静待之。况此等又有大半日景象，必先说知，使方寸了然，庶临时可以安守也。倒仓治痛劳蛊癫等症，推陈致新，扶虚补损，可吐可下。用黄色肥牯牛腿精肉二十斤，顺取急长流水于大锅内煮，候水耗少再添汤，不可添冷水，以肉烂成渣为度，滤去渣，用肉汤再熬，如琥珀色。隔宿不吃晚饭。如大便秘者隔宿服神功丸，不秘者不用。五更以密室不通风处温服一钟，候膈间药行又服，陆续至七八钟。如病患不欲服，强再与之。必身体皮肤间皆痛，方见吐下。如病在上欲吐多者，须紧服，又不可太紧，恐其不纳。病在下欲利多者，须疏服，又不可太疏，恐其下远。临时消息，大抵先见下方可使吐，须极吐下，使其上下积俱尽出大便中，须见核桃肉状无臭气则止。得睡觉气定，与吃还魂酒一二钟（即病患溲溺也），粥食将息，无有不愈。未行此法前一月，不可近妇人。已行此法后半年，不可近妇人。三年不吃牛肉。如性急好色，不守禁忌者，不可行此法也。倒仓全在初三钟慢饮，最紧要，能行经隧中去。"

由此可见，倒仓法实际上是攻法之一，其法传之于西域，使用得当恒有奇效，实为传统中医一绝活也，而今久已失传，惜哉！

倒仓法后人少有用者，而楼英却是有实践经验者，他指出其法的具体操作要领以及善后之法尚须饮用轮回酒，这些都值得有志于探索其法者留意焉。

162. "一人便浊半年" 案

丹溪又治一人，便浊半年，或时梦遗形瘦，作心虚治，以珍珠粉丸合定志丸，服之愈。（《古今医案按·卷六·便浊》）

按： 梦遗而形瘦者，梦遗属相火妄动所致，形瘦则脾虚气虚之象也。脾气虚则子盗母气而心气亦虚，心气虚则心肾相火妄动而梦遗矣。珍珠粉丸出自刘完素《素问病机气宜保命集》，方剂组成为：黄柏一斤（新瓦上烧令通赤为度），真蛤粉一斤。主治"白淫梦泄遗精及滑出而不收。阴虚白浊，脉涩数者。"前人谓本方"阳盛乘阴，故精泄也。黄柏降火，蛤粉咸而补肾阴也，兼治思想所愿不得"，可知本方为坚阴泻火之方。定志丸出《古今录验》所引陈明方（见《外台秘要》卷十五）。方剂组成为：菖蒲二分，远志（去心）二分，茯苓二分，人参三两。功效"益心强志，令人不忘"。可知本方为补益心气之方。二方合用以补阴收摄相火，补益心脾以安神定志。

163. "一妇人年三十六家贫多劳" 案

又一妇人，年三十六，家贫多劳，性褊急。自七月经断，八月小腹下有块偏左，如掌大，块起即痛。至半月后，腹渐肿胀，食减，夜发热。其脉十月间得虚微短涩，左尤甚。初与白术一斤，和白陈皮半斤，作二十帖煎服，外以三圣膏贴块上。经宿则块软，再宿则块小，近下一寸。旬日后，食进热减，又与前药一

料，加木香三两，每帖研桃仁九个，尽此剂，病除。(《古今医案按·卷八·积块》)

按：丹溪疗病，每以方简效宏为其特点，本案即其一例。家贫多劳则气虚血虚，性褊急则易于气结。七月经闭，一月余后即腹部偏下偏左有块而痛。半月后腹肿胀，纳减，夜间发热，是气郁化热于血分也。十月间脉得虚微短涩者，虚微为气虚血虚，涩为血瘀。盖本病起于秋金燥结之时，至冬寒水司令，金赖水生，温通散结易于为力。初诊予白术健脾益气，陈皮理气开胃。白陈皮即带白的陈皮，传统应用陈皮通常都要去白皮，以红皮化痰开胃为胜，白皮以理气为优。本案不去白，故理气力胜。不用人参者，以其家贫也。外用三圣膏，其方组成为：未化石灰（为末）半斤，大黄（为末）一两，桂心（为末）半两。主治：积聚痞块。本方以石灰辛温散结，桂心通络，大黄破瘀消积。二诊加木香理气解郁，桃仁去瘀生新。

164. "一妇人经水过多" 案

又一妇因经水过多，每用涩药，致气痛，胸腹有块十三枚，遇夜痛甚，脉涩而弱。丹溪曰："此因涩药，致败血不行"，用蜀葵根煎汤，再煎参、术、青皮、陈皮、甘草梢、牛膝，入元明粉少许，研桃仁，调热服二帖，连下块二枚，以其病久血耗，不敢顿下，乃去葵根、明粉服之，块渐消。(《古今医案按·卷八·积块》)

按：本案因经水过多，经常服用收涩药物，致使气血收涩凝聚而腹痛有积块十三枚。蜀葵根见于《本草拾遗》，"根及茎并主客热，利小便，散脓血恶汁。"本方以参、术补脾益气，青陈皮理气疏肝，桃仁活血化瘀，玄明粉咸寒入血分以化血为水，然后又以甘草梢、牛膝利水下行，蜀葵根煎汤代水以助药力。

165. "一产妇因收生者不谨" 案

一产妇，因收生者不谨，损破尿胞，而致淋漓不禁。丹溪曰："肌肉破伤，在外者，尚可完补，胞虽在腹，恐亦可治。"诊其脉虚甚，盖难产，因气血虚，故产后尤虚，试与峻补。以参、术为君，芎、归为臣，桃仁、陈皮、黄芪、茯苓为佐，以猪羊胞煎汤熬药汁，极饥饮之，一月而安。盖气血骤长，其胕即完，恐稍迟即难成功也。(《古今医案按·卷九·女科》)

按：丹溪于本案辨证用药极其活泛灵巧，而以产后气血大虚为辨证用药的出发点，仍是以病史为首，此从心所欲而不逾辨证论治之矩也。

166. "一妇产后" 案

一妇产后，阴户下一物如合钵状，有二歧，此子宫也。气血弱，故随子而下。用升麻、当归、黄芪大剂，服二次。仍用皮工之法，以五倍子作汤洗濯，皱其皮，后觉一响而收入。但经宿着席，破落一片如掌大，心甚恐。朱曰："非肠胃比也，肌肉破尚可复完"，以四物加人参，数十帖。三年后，复生一子。(《古今医案按·卷九·女科》)

按：五倍子为敛肺止汗、涩肠固精、止血解毒之药物，传统外用以洗浴脱肛，丹溪移之以浸洗子宫而收效，亦巧思之例也。"皮工"之法者，指反复浸洗，直至局部皮肤起皱，如水浸泡而皲烂状，如此方得药力充分发挥作用也。

附录一

朱丹溪生平及其学术成就

朱丹溪，名震亨，字彦修，元代婺州义乌人。生于元朝至元十八年十一月二十八日，即 1281 年 1 月 9 日。因其故居有一溪，名丹溪，学者遂尊之为丹溪翁或丹溪先生。丹溪幼习举业，十五岁时丧父，由其母戚氏抚育成人。三十六岁时赴东阳八华山，师事名儒许谦受理学。三十七岁时乡试不中，四十岁时再度应试仍失利，遂专志学医。次年以"倒仓法"疗许谦病愈。四十五岁时外出漫游求师，途经定城，始得阅刘完素与李东垣书稿。至武林，拜名医罗知悌为师。罗氏为河间学派南传的关键人物。当时罗年事已高，由丹溪侍诊，罗尽授丹溪医术。丹溪四十七岁时罗卒，丹溪为之营葬而归。至此，丹溪已精于刘、张、李三家之学。丹溪归故里后，除日常诊务外，还广泛授徒，传授医术，这种做法对于向有秘不示人传统的中国封建医学教育，产生了很大的影响。至正十八年（1358 年）丹溪以七十八岁高龄逝世。丹溪逝世以后，丹溪学派随着其弟子的再传而广泛传播，以至于在明清之际、温病学说产生以前，中医临床方面形成了丹溪之学盈天下的事实上的主导地位。

朱丹溪在中医史上最重要的贡献，是开创了辨证论治的系统理论。在丹溪以前，虽然已有刘、李、张关于辨证论治的某些论述，但形成系统的理论与方法并使其具有临床操作方法的示范性，却是丹溪最重要的历史性贡献。

朱丹溪的学术思想，最为著名的是"阳常有余，阴常不足"论。他认为人体阴气难成而易亏，因而在病理上经常表现为阳常有余。这种说法显然与《内经》、《伤寒论》以来的传统崇阳观点不符，但也反映了临床所见热证居多的客观事实。笔者认为，临床上热证居多的现象，与人体生理以阳气为本的生长发育规律并不抵牾，它只是一个事物标本关系的两个方面而已，也就是说，就人体而言，病症只是标，人体才是本。而人体这个本的生命运动即阳气，是最重要的生命功能的体现。任何病症最终损伤的还是阳气，因此顾护阳气是中医治疗的最根本原则。应该看到的是，丹溪虽然主张"阳常有余，阴常不足"，但这个说法与其"相火"说紧密相关，因而其重点在"阳常有余"而不在"阴常不足"。事实上，由于丹溪遵循"有则求之，无则求之"的原则进行辨证施治，在其医案中，补阴滋阴方法并不多见。其实，善于使用人参、附子也是丹溪的临床特点之一，我们不可以偏概全。

气血痰郁的病机辨证与治疗，是丹溪学术思想的又一个重要方面。他认为，人身诸病多生于郁，气血痰郁是杂病的主要病因与病机。丹溪关于气血痰郁的病机辨证思想和治疗方法，对于后世具有深远的影响。

顾护胃气为丹溪学术思想的另一个重要方面，尤其在治疗方法与疾病预后的判断上，占据了中心位置。这一点也是自《内经》、《伤寒论》以来的中医传统观点。

在诊断方法上，丹溪首先提出了"治病先观形色，然后察脉问证"的原则，是对于《内经》望闻问切原则的具体发挥。辨证过程中审证求因与诊断中首望形色的结合，成为丹溪辨证论治思想的重要原则，并为后世医家所遵从。清初喻嘉言提出的"先议病后议药"，正是对于丹溪这一诊断原则的继承。

应该指出的是，丹溪所说的"治病先观形色，然后察脉问证"，是建立在审证求因的要求之上的。这里所说的"因"是病因，也就是"其所以导致得病的原因"。这个"因"与西医只是研究发病机制的病因概念比较起来，其内容要宽泛得多。这样说来，中医所说的病因，实际上是包括了治疗史、生活史（包括体质属性）两个方面的追溯，并且这种追溯的结果必须与当下的形气色泽及脉象结合以后，才能够得出正确的病机结论，并进而得出病证的结论，而这个病机与病证才是治疗的依据。由于中医的治疗方法实际上是体质学说的具体运用，而当下的形气色泽及脉象只是疾病发展最后结果的反映，所以，病史才是导致形成这种结果的原因。因此，病史采集必然是诊断的首位因素，而当下的形气色泽及脉象只能够居于其次。辨证的原则是首重病史，论治的原则是首重体质，这两个因素的结合就是辨证论治的方法。对于中医的辨证论治，我们必须这样理解才能够正确的运用这个原则。丹溪在"陈状元弟"案中说："由是而言，治病必求其本，虽药中其病，苟不察其得病之因，亦不能愈也"，说的就是这个道理。四诊的重要意义与审证求因的首重病史并不抵触，因为，病史的采集实际上并非仅仅是问诊所得，而是四诊综合运用的结果。

以上是朱丹溪学术思想的概况。

朱丹溪也是历史上第一位进行模式化医学教育并培育了大量中医人才的名医。

为了使学者能够完整地、系统地掌握临床操作方法。他采取了模式化的教学方法，即把各种病症归纳为一些不同的证型，每一种证型都对应不同的病因病机以及诊断治疗内容。这样由个别至一般，又由一般至个别的研究方法，能够使学者全面地熟悉辨证思路，然后执简御繁，形成系统的临床诊治方法。为了便于深入掌握这些知识，丹溪很注重学习医案。从其晚年所著的《格致余论》中可以看出，他对于重要问题的阐发，都是举案例以说明之。我们今天所看到的丹溪医案，几乎都是这种性质的文献。这些医案都是由其不同的门生记录，长期流传，最后才收入以丹溪名义问世的不同著作中。正是由于这些医案是在讲课中，为说明某一问题而引用的案例记录，因而文字相当简略，往往症候不全，甚至有头无尾。有的案例只是提示了一个诊断要点，有的仅说明一种病机，有的几乎只是一张处方，用以说明用药组方的规律。这些都给我们阅读、学习丹溪医案，造成不少的客观困难，本书的编写则是解决这一困难的一个尝试。

朱丹溪在中医史上的影响深远，除及门弟子戴思恭、赵良仁、赵道震、王履及再传弟子刘纯、王纶、虞抟等人外，新安医家的汪机、程充、方广等人，均继承发扬了朱氏学说。可以说，明清之际大凡有临床成就的医家，都受到过丹溪不同程度的影响。叶天士等温热学派受丹溪影响更为至深。叶氏善于使用人参、附子，而其处方不拘形式，往往一二味乃至数味药物即为一方，这些都是继承丹溪心法的结果。

学习中医书本知识，并不等于立即具备实践能力，这是由许多中医概念的模糊性与不可定量性所决定的。读书只是走了一半的路程，剩下的一半，便是如何把书本知识转化为实践能力，这才是成功的关键。目前中医教育面临困境，就是因为这个"剩下的一半"没有得到足够重视的缘故。朱丹溪在中医教学方面的成就，尤其是丹溪医案的示范意义，为我们提供了有益的借鉴，对于我们学习辨证论治的方法，具有重要的意义，应该引起我们的充分重视。

以上是朱丹溪对于中医辨证论治体系理论化的贡献。这里有必要再澄清一下目前关于辨证论治的一些错误认识。

辨证论治（或者叫做辨证施治）是近代中医界对于中医诊断治疗方法的总结。近一个时期以来，有些人对于这个概念提出了质疑，理由是这个概念是近代"学院派"中医的发明，而不是中医本来的概念，因此，这里有必要谈一下辨证论治的来源与意义问题。

首先，应该搞清楚辨证论治或辨证施治这个概念的含义。"论治"就是"据此以治疗"的意思，"施治"就是"进行治疗"，而究竟依据什么来进行治疗？辨证"论治"或"施治"这个词组并没有说出来。其实，"辨证论治"一词是由两个词组成的，后一词不具备实质意义，关键在于"辨证"一词。

那么，辨证是什么意思呢？"证"的原始含义是"证据"。"辨"的意思是"分辨"，引申为"分析"。因此，"辨证"的意思是"根据证据进行分析"，而"辨证"究竟是不是中医的传统方法论，是一件并不难搞清楚的事情。

《伤寒论·序》里面有"平脉辨证"的说法。早在宋代，当时的官方处方集《太平惠民和剂局方》虽然是以检方治病为用途的，但并不否定辨证论治的中医基本方法，其书云："若不仔细分辨证候虚实用药，则误人性命在反掌之间，不可不知也。"同时代陈无择的《三因极一病证方论·卷二·五科凡例》也说："故因脉以识病，因病以辨证，随证以施治，则能事毕矣。"正因为辨证施治从来都是中医传统方法，故《中国医籍考》载宋代尚有"亡名氏伤寒辨证集崇文总目一卷"。同时代的庞安时在《伤寒总病论·卷第六上·苏子瞻端明辨伤寒论书》中云："安时所撰伤寒解，实用心三十余年。广寻诸家，反复参合，决其可行者始敢编次。从来评脉辨证，处对汤液，颇知实效，不敢轻易谬妄，误人性命。"宋代又有无名氏的《颅囟经》曰："真凭辨证，乃定死生，后学之流，审根据济疾。"

金元四大家对于辨证的论述很多，除了朱丹溪以外，如李东垣《内外伤辨惑论·卷上》有"辨证与中热颇相似"一节标题。

至于金元以后，对于辨证的论述更是不胜枚举，如明代袁班《证治心传》谓："临症不可拘守恒情，尤不可固执成见，要在辨证的而用药当，方克有济。"与之同时代的《周慎斋遗书·卷二》有一节题目，叫做"辨证施治"。当时的医学大家李中梓著《医学入门》谓："至于辨证虚实，俱以似伤寒阳证者，为热且积也；似伤寒阴证者，为虚且寒也。"

清代的官方医学教材《医宗金鉴·杂病心法要诀》专门辟有一节"诸气辨证"。医学教育大家陈修园所著《伤寒医诀串解》曰："肢冷为阳气内脱。其辨证又只在恶寒下利。"《青囊秘诀》有"此辨证之诀也"语。《重订灵兰要览》有"辨证用药"。《白喉全生集》有"辨证宜相天时，度地势，审人事。"《本草害利》谓："辨证不明，信手下笔，枉折人命。"《褚氏遗书·跋褚氏遗书后》："《齐史》称褚澄望色辨证投剂如神，与卢扁华佗比肩，岂欺我哉！"《重楼玉钥·原叙》："原序不系姓氏，谓作者为郑梅涧先生，亦不知何许人，然辨证施治，各具神妙。"周学海有"难乎辨证，而不难乎处治"之说。尤在泾《金匮翼》曰："咳嗽一症，其因实多。辨证不明，妄投希效。"清·程文囿《医述》："脉明然后辨证，证真然后施药。""凡风、寒、暑、湿、燥、热之伤，莫不始于太阳。故善治病者，治太阳而已，无余事矣。然辨证不明，辗转错谬。"

这里只是引用了很少的一部分古人关于辨证施治的论述，但已经足以证实中医传统的诊断治疗方法正是辨证论治，而不是其他。对于中医辨证论治的质疑，反映了近代中医日渐脱离传统的学术思想理论，因而临床操作能力日益下降。中医事业也因之而日益衰落的客观事实，同时也反映了一些人企图使中医走上日本明治维新时废医存药之路的"良苦用心"。

我曾经在一篇文章中说过这样一段话：

"辨证论治虽然是上世纪才提出来的说法，但其实际运用却已经存在了将近两千年，这是不争的事实。我们说辨证论治是中医学的'活的灵魂'，这是一点也不过分的。因此，可以这样说，辨证论治是中医学永不枯竭的活水源头。熟练地掌握辨证论治方法，应该是每一位中医工作者所应追求的终极目标。失去了这一目标，我们将会终其一生而一事无成。抛弃了辨证论治方法的中医学，将是被掏空了灵魂的中医学，那样的中医学，将会失去存在的实际价值，并会日渐消亡。"

学习和掌握朱丹溪医案中丰富的运用辨证论治的具体内容，从而提高我们的临床诊治水平，更多的造福于中国人民和世界人民，正是本书编写的目的。

附录二

简明索引

1. 诊断示例

形体肥瘦长短

面色形色

神态言语

性格缓急忧怒焦躁

发病与时辰的关系

2. 病因病机

气　虚

阴　虚

血　虚

气血俱虚

气阴俱虚（气津两虚）

阳虚、虚寒

阴阳俱虚

痰　饮

痰饮流注

痰火内结

火　毒

伤酒、嗜酒

郁　热

湿　热

外感湿邪

伤食、食积

胃气虚

情志致病

癥　瘕

性格与病机病因的关系

大　黄

白　术

青　皮

活血化瘀药物

黄　柏

黄　芪

4. 常用方剂

二陈汤

十枣汤

三圣膏

三花神佑丸

三黄丸

大承气汤

大柴胡汤

《千金》硝石丸

小承气汤

小陷胸汤

小柴胡汤

四君子汤

四物汤

瓜蒂散

当归龙荟丸

防风通圣散

导痰汤

抑青丸

补中益气汤

《局方》妙香丸

定志丸

珍珠粉丸

茯苓汤

保和丸

神芎丸

桂枝茯苓丸

桃仁承气汤

益元散

烧丹丸

润下丸、琥珀膏

黄连解毒汤

黄连导痰汤

猪苓丸

紫雪丹

麻黄桂枝汤

温胆汤